Tengo **cáncer**... ¿y ahora qué?

Tengo cáncer...
¿y ahora qué?

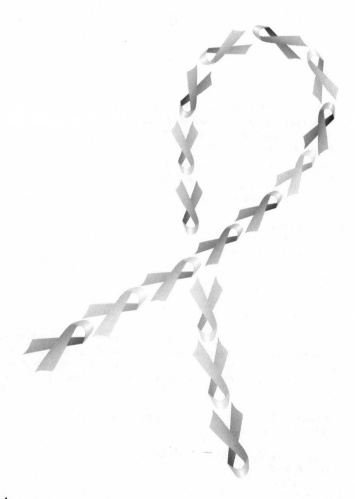

Humberto
BAUTISTA RODRÍGUEZ

Título: Tengo cáncer...¿y ahora qué?
D.R.© Humberto Bautista Rodríguez
www.tengocanceryahoraque.com
humberto@psico-oncologia.com.mx

Arte y diseño:
Elia Kariberth Alonso Mata
kariberthalonsomatta@gmail.com

Cuidado de la edición:
Fernando Gutiérrez Pérez
fernandoguper@gmail.com

Copyright©
D.R.© N.º 03-2013-051711035100-01

ISBN: 978-607-00-7299-4

(Los nombres de las personas cuyos casos aquí se presentan, han sido cambiados por respeto a su confidencialidad).

Impreso en México por Renovatio Print Services.
1.a edición, octubre de 2013
6000 ejemplares.
1.a reimpresión, noviembre de 2013
6000 ejemplares.
2.a reimpresión, enero de 2014
6000 ejemplares.

Agradecimientos:

Agradezco a todas las personas que donaron su tiempo y esfuerzo para la realización de Tengo cáncer... ¿y ahora qué?, el reflejo de una nueva fase en mi proceso de formación y vida. Agradezco a mis hermanas, Karla y Elsa, por estar en los momentos difíciles de la vida, en los cuales hemos aprendido a apoyarnos incondicionalmente. A mi sobrino Alex, quien tiene un camino muy grande por recorrer, el cual le enseñará a vivir. A un gran amigo, el Dr. Dagoberto, que me ha impulsado a seguir adelante. A mi esposa Berenice, presente en la mayor parte de mi vida, sin ella saberlo, pero que, afortunadamente, tenemos ahora juntos, toda una vida plena de proyectos, metas y sueños. Finalmente, agradezco, sobre todo, a mi madre, la señora Elsa, porque mediante sus esfuerzos, sacrificios y pérdidas ha logrado muchas victorias y dichas; me ha demostrado que siempre se puede lograr lo que uno se propone, porque "La única limitante en tu vida... eres tú".

Índice

Prólogo 13

Primera parte: La metamorfosis 17

¿Qué es el cáncer? Un pensamiento al aire... 18

Estigma de la enfermedad oncológica o sinónimo social

colectivo de cáncer 21

El portador. Convirtiéndote en... 23

...De persona, a paciente 23

Quién es quién en tu vida 26

Error: "Le echaré todas las ganas a esto, me dedicaré de

lleno al tratamiento y a curarme" 29

...De paciente, a enfermo oncológico.

El ermitaño intolerante 30

La sociedad. Convirtiéndolo en... 35

...De persona, a paciente. Errores sociales 35

...De paciente, a enfermo oncológico

El ermitaño intolerante. Errores sociales 38

Regla para formación del ermitaño intolerante 41

El diagnóstico: La cubetada de agua helada...

¿Por qué a mí? 42

Primer impacto: Reacciones en el paciente

cuando recibe el diagnóstico 45

¿A quién decírselo y cómo? 50

Primer Impacto: Reacciones de la familia y la
sociedad ante el diagnóstico...52

¿Qué pasa con los hijos pequeños? 60

¿Cómo les digo?...60

Error: Ocultar información a los niños pequeños 62

Maduración en el hijo menor de edad 62

Maduración positiva 63

Maduración negativa 64

Iniciando la integración del cáncer a mi vida 66

¿Qué pienso, qué siento y a qué le tengo miedo?
Tres puntos fundamentales de comunicación
interna y externa 66

¿Qué pienso?..68

¿Qué siento?..69

¿A qué le tengo miedo?...72

Error: Pensar que todos los demás piensan como
nosotros 78

¿Porqué y para qué?...
Preguntas ante cualquier tratamiento.
Respuestas para recordarlas siempre 79

El llanto... ¿Llorar es debilidad o depresión?...................82

¿Entonces, es bueno llorar?..84

Quiero llorar solo 85

Cuidador principal 87

¿Designado o resignado?..88

¿Críticas u opiniones?..92

**Mito: Enfermedad oncológica, igual a
enfermedad terminal..95**

Error: Calendarizar tu vida..97

Cáncer y religión 98

Segunda parte: La confrontación..............................103

Tratamiento..104
Complementario vs. alternativo........................106
Quimioterapia..107
Quimioterapia para el paciente.........................108
Sugerencias de cuidado durante la
quimioterapia:...111
Quimioterapia para la familia 112
Radioterapia... 119
Radioterapia para el paciente 119
Sugerencias de cuidado durante la
radioterapia: 121
Radioterapia para la familia..............................122
Cirugía 126
Cirugía para el paciente 127
Cirugía para la familia..133

Tercera parte: El despertar..............................139

Integración.. 140
¿Y ahora qué?..142

Conclusión.. 157

Lo que NO se vale 162

El portador.
Convirtiéndote en...

...De persona, a paciente

Reitero que eres una persona con todo lo que conlleva: responsabilidades, derechos, obligaciones, razones, justificaciones, problemas, proyectos, sueños y metas, todo integrado en un proceso, tan corto o largo, como es la vida, la cual, de pronto, se encuentra removida y, hasta cierto punto, "atacada" por una enfermedad que contiene muchos significados y derivados, pero el tuyo es y será uno, único e irrepetible, y muy distinto al concepto de enfermedad de las demás personas portadoras de este padecimiento.

Te seré honesto: tu vida cambiará, como nunca lo has pensado, en todos los aspectos, y te preguntarás: **¿qué tanto?, ¿cómo saldré de esta?, ¿me irá bien?, ¿viviré?** Cada una de estas interrogantes tiene su proceso de respuesta. Me refiero a que no se responden en una sola sesión o durante una charla de café con algún amigo, sino que dependerá de qué tanto la persona mueva sus pensamientos de forma objetiva-realista, ya que la diferencia entre ser feliz o infeliz, es:

- **Quien mueve, acomoda y ajusta su mundo, lo hará a su beneficio, y será protagonista de su vida.**

- **Quien no mueve, no acomoda y no ajusta su mundo, será movida por los demás, y terminará por ser espectadora de su vida y esta, posiblemente, no le gustará.**

Me refiero a algo sencillo: todas las personas que te rodean, no sabrán qué hacer, qué decir y, mucho menos, cómo ayudar. Lo peor de todo es que no se darán cuenta de qué tanto estorbarán. Sí, estorbarán, y de una forma que no te la imaginas.

¿Y por qué? Simple: al presentar un tratamiento oncológico con sesiones de quimioterapia, radioterapia y cirugías, todas las personas mostrarán cambios en su estado físico, médico, social y anímico. Pongamos un ejemplo referente al aspecto físico: lo que antes podía desarrollar la persona, en 15 minutos, ahora le llevará más tiempo, debido a que su capacidad de rendimiento físico, por los tratamientos y la reducción en la cantidad de comida ingerida, aflorará un deterioro corporal evidente, mayor cansancio y, hasta cierto punto, apatía. En tanto, la gente que se encuentra alrededor del paciente, con la intención de ayudarlo, le resolverá situaciones y necesidades que él puede solventar, no con la misma facilidad que antes, pero que sí podrá hacer.

Aquí es cuando la persona inicia la pérdida de su vida, ya que surge la limitación social sobre este, y no le permite integrarse a actividades sociales e, incluso, personales. Comienza un pensamiento de túnel: **"Ya no soy útil, ya**

no puedo hacer nada, dependo de todos". Esto se da en todos los pacientes que presentan apoyo social, el cual se convierte en prohibición, pero no es culpa de la gente que te rodea, sino tuya, debido a que se ha permitido que, poco a poco, te vayan limitando más que la misma enfermedad.

Cito como ejemplo a Margarita, una de mis pacientes: "Cuando quiero hacer la comida, no me dejan, me hacen a un lado y ellas se ponen a hacerlo, no lo hacen como yo". La queja se refería a que en su casa no le consentían hacer mucho; solo le concedían estar encerrada, viendo televisión. Y cuando ella quería salir, aunque fuera a la esquina, sus hijas no la dejaban, a menos que fuera en compañía de alguna de ellas, con lo que la obligaban a ser cada vez más dependiente.

El problema, como he mencionado en la introducción, es este: "La gente piensa en corto, solo ve ese momento, y considera que siempre será así". El punto en esta aclaración es que, al permitir o realizar este tipo de actividades, a la larga, se generarán mayores males que afectarán, de forma progresiva, tu vida como persona (paciente o familiar), cortando, poco a poco, tu libertad de decidir y actuar frente a una necesidad social de ayudar, sin percatarse de que únicamente logra lo contrario, como le sucedió a Margarita. El ayudar está en integrar al paciente en actividades que le corresponden, y aunque no las pueda hacer con la misma facilidad y habilidad de antes, tendrá que intentarlo para aprender a desarrollar más capacidad de su realidad física actual.

Quién es quién en tu vida

Al inicio de todo tu proceso oncológico, muchas personas se acercarán, dirán infinidad de palabras y emprenderán algunas acciones encaminadas a lo que ellos considerarán que tú necesitas. Recurrirán a llamarte de forma constante y, en algunas ocasiones, acudirán al lugar donde vives, con soluciones, remedios, propuestas de cita con profesionales o especialistas en el proceso oncológico, pero solo serán constantes durante una o dos semanas desde el momento en que conocen tu situación, sin importar el proceso de la enfermedad o del tipo de tratamiento.

Menciono ese plazo, ya que es el periodo promedio en el que las personas desarrollan el proceso de tolerancia o cansancio sobre el acercamiento del paciente, y cuando manifiestan el **cuál y cómo** podrá ser ese apoyo o acompañamiento. Es cuando muchas personas demostrarán qué es lo que pueden ofrecerte, debido a que algunas se alejarán tan rápido que no tendrás la oportunidad de preguntar el **por qué**. Entonces, te confrontarás con una realidad que muchos han negado, debido a que, finalmente, verás lo que siempre te has cerrado a reconocer: **Quién es quién en tu vida.**

Afirmo lo anterior porque habrá gente que se alejará y evitará cualquier contacto contigo, y podrán ser las personas a las cuales tú habrás dado un aporte en su vida, a quienes has apoyado incondicionalmente, y creerás y darás por hecho que ellos también así lo harán por ti. Lamentable, pero afortunadamente, no lo será, pues ante la primera evidencia de malestar o problemas, recurren a evitarlos o negar su origen, argumentando muchas excusas y justificaciones para no estar a tu lado, a lo que te preguntarás: **¿Me dolerá?** Claro, te dolerá, pero dependerá de ti cuánto te lastimes por eso.

Y aunque ello ocurra en el medio social familiar, no significa que todas las familias sean así. Lo señalo porque siempre hago referencia a que todas las personas nacen en un lugar, pero no por eso deberán quedarse allí el resto de su vida. Todos nacemos en un núcleo familiar, al cual pertenecemos y con el que tenemos afinidad, pero cada quien decide si forma o no una familia extendida, o sea, con pareja, hijos e, incluso, con algunos amigos que llegan a ser más que hermanos, o con sus padres, quienes pueden ser mucho más que los papás de uno mismo. Esta es **la familia extendida o agregada**, la cual, en algunas ocasiones, puede ser la misma que la nuclear, y se considera afortunado a quien tenga esa combinación.

En fin, al pasar las dos semanas citadas, comenzarás a notar **quién es quién** en tu vida y en tu familia, porque entre todas estas personas se demostrará cuál será la forma de apoyarte, cuáles serán sus limitaciones y qué tipo de apoyo te podrán ofrecer, y dentro de él, se podrá ver cuáles serán las presiones y limitaciones, en comparación con otros apoyos. Muchos de mis pacientes dan por hecho que, porque alguien les brinda cierto respaldo, este será o debería ser igual al de las demás personas. Caen, pues, en el error de creer que todos actuarán igual.

Ejemplifico con el caso de Rosario, una paciente que llegó a mi consulta, y me hacía esta afirmación: "Me decepcionaron mucho, me lastimaron, porque yo creía que estarían conmigo; yo, que les di todo, dejé de vivir por darles a ellos, me sacrifiqué mucho y ahora que los necesito, no están y me visitan cada vez que pueden porque dicen que están muy ocupados".

Ella se quejaba de sus hermanos y sobrinos, a quienes había cuidado por ser la hermana mayor. Por atenderlos, renunció a muchos aspectos de su vida personal, pero cuando fue diagnosticada con la enfermedad, sufrió el abandono de todos ellos.

El motivo de la consulta de Rosario, no era por la enfermedad, sino por el enojo y la decepción tras ese abandono. Sin embargo, ella encontró soporte en otras personas que tenía en su vida. En el momento que las necesitó, se presentaron. Para Rosario era lo único que tenía como base social, pero se había olvidado de lo más importante: el mejor apoyo nace de uno mismo.

Otro ejemplo: Esther, una paciente portadora de cáncer de mama, y en conflicto por las infidelidades de su pareja, al ser diagnosticada con la enfermedad y tenerse que someter a los tratamientos, me comentó: "He pasado por la cirugía, la quimioterapia y la radioterapia, pero a mi esposo no le importa, ya tiene a otra persona y, entonces, todo lo que hago no tiene valor, ya no le veo sentido seguir".

El objetivo que se planteaba Esther, al aguantar el tratamiento y enfrentar la enfermedad, era para continuar su vida y relación matrimonial, pero ese tipo de "apoyo" mucha gente lo define así: **"eso no es apoyo, eso no es nada"**. Sin embargo, difiero porque, en realidad, ella recibía algo: una retroalimentación negativa, desplazamiento, evitación y desprecio, al no ser tomada en cuenta. Por consiguiente, todos sus esfuerzos, sus deseos, anhelos y esperanzas, se reducían, y ella manifestaba que no valía la pena continuar con un tratamiento, que le costaba mucho trabajo, esfuerzo y energía.

El problema que presentaba Esther era que enfocaba su tratamiento y proceso oncológico a una relación que no le aportaba nada positivo, sino solo cosas negativas, destructivas en pleno proceso y tratamiento oncológico, cuando la persona y la personalidad de los pacientes son más vulnerables, pues están desarrollando un proceso de transición y redefinición. Así que el trabajo en salud mental con Esther no fue solo enfocado al proceso oncológico, sino al de su vida como persona.

Error: "Le echaré todas las ganas a esto, me dedicaré de lleno al tratamiento y a curarme"

En la vida tenemos una infinidad de cosas que desarrollamos a la vez. Me refiero al aspecto de vivir, ya que no bien terminamos una tarea cuando ya estamos iniciando otra. Hay personas que lo hacen así por comodidad, pero los seres humanos somos más de una cosa a la vez. Siempre en sesión hago referencia de eso a mis pacientes, les notificó que somos los seres vivos más complejos del mundo y que, sin percatarnos, somos y hacemos muchas cosas; sin embargo, como pacientes oncológicos se cae en el error más común, bien intencionado, pero mal enfocado: estar dedicado solo a curarse; es decir, poner atención a la enfermedad, tratamiento y efectos secundarios, y realizar modificaciones sobre su rutina y aspectos de vida.

Estoy de acuerdo con los cambios, pero al que me refiero es negativo, debido a que el error más común en la persona, es planear y soñar con una cura. Ejemplifico con el caso de Cristian: "Lo que deseo es estar bien, como antes, y para cuando lo haga, regresar a hacer todas las cosas como antes, el irme de paseo, el disfrutar de las cosas, el hacer lo que me gustaba hacer".

Este es una muestra del pensamiento mal enfocado, ya que cuando Cristian no se encontraba enfermo y en tratamiento, hacía de todo en su vida: trabajaba en una empresa y buscaba un ascenso, atendía a sus hijos y esposa, procuraba a sus hermanos y padres, y era sociable y amigable.

Al iniciar su tratamiento, recurrió a enfocarse en el proceso oncológico, girando todo a su alrededor, y esto aunado a la retroalimentación social. Evidentemente, a la larga, se desarrollaron marcadas alteraciones en su estado de ánimo, un deterioro en su vida personal, familiar y social, porque todo estaba enfocado y dando vueltas en torno del cáncer. Se olvidó de las cosas que le hacían reír, o de preocupaciones que no fueran las de los efectos secundarios de su enfermedad. Añoraba todos los momentos que habían pasado, sin percatarse de los presentes en su vida.

...De paciente, a enfermo oncológico. El ermitaño intolerante

"No sé" y "así soy", las dos grandes autojustificaciones para no mejorar.

El proceso en la enfermedad no dependerá del avance de esta o de sus estragos, ni de cuántas capacidades ha perdido el paciente, sino que será definida por lo que la persona haga por vivir.

¿A qué me refiero? A algo muy sencillo: hay pacientes que, por algunos tratamientos, se ven obligados a acudir todos los días al hospital, en especial, para la radioterapia, a las sesiones de quimioterapia o a las consultas médicas. Con ello, la vida del paciente se encuentra ampliamente absorbida por el aspecto médico que lo limita, en muchas ocasiones, a las salidas de casa para acudir a los servicios de salud, y el único momento del día en el que encuentra un contacto distinto, es durante el trayecto de un lugar a otro.

En la unidad médica, el paciente solo estará rodeado de estímulos del proceso oncológico, como las conversaciones en las salas de espera. Todas son desgastantes, debido a que, al parecer, la mayoría de los pacientes creen que ellas son para reuniones de grupos de autoayuda o desahogo sobre aspectos del cáncer, donde dan sus puntos de vista y experiencias, así como recetas y consejos de tratamientos. Esa es la parte que se puede ver y escuchar en dichos lugares, pero todo lo que se percibe es mucho más complejo.

Ejemplifico: Monserrat, hija de una paciente que presentaba un linfoma avanzado, nunca había acompañado a su madre al hospital, y cuando acudió tuvo que enfrentarse a lo que siempre evitó: "No sé cómo mi hermana lo puede hacer, yo solo he venido dos veces y, al salir, salgo muy mal, me siento muy cansada, muy mal; solo quiero dormir porque me ha dolido mucho la cabeza".

Este es un claro ejemplo de cómo la unidad médica genera un deterioro psíquico en la persona que se encuentra en ella. Ahora bien, si esa persona solamente limita su vida a acudir a las consultas médicas, recibir el tratamiento y regresar a su casa, al principio presentará cansancio, pero después, se traducirá en un deterioro de su estructura psíquica y en procesos complejos que afectarán, no solo su estado de ánimo, sino su pensamiento y conducta.

En cuanto a la casa, la mayoría de los pacientes recurren a verla como un refugio, un lugar de resguardo, pues, como se mencionó, la sociedad, al no saber qué decir o qué hacer, recurre a lo primero que cree que ayudará, y eso es lo que más afecta y daña al paciente, así que este decidirá quedarse encerrado porque le molestará todo lo que le digan, mencionen o pregunten de la enfermedad.

Otro ejemplo: "Me molesta, y me enoja muchísimo, que la gente me vea con lástima, que, cuando me voy en la calle, me digan: 'Oye, Laura, si no te ves enferma, te ves muy bien', y me preguntan qué me han dicho los médicos, o me dan recetas, o me quieren llevar con personas que ya pasaron por esto, o me quieren conseguir citas con médicos naturistas; prefiero ya no salir y quedarme en casa, pero me he vuelto muy enojona, me desespero muy fácil".

Sé que, al principio, el estar en casa beneficia al paciente, pero ante el transcurrir de los días, semanas, meses e, inclusive, años, da como resultado una persona aislada por completo de su sociedad, viviendo en una burbuja artificial, reduciendo todo contacto con el exterior a sus visitas en los servicios sanitarios o con las personas que recibe en casa; sin embargo, estas generan estímulos desagradables para el paciente, como preguntas referentes a la enfermedad, dirigidas a conocer su estado actual, recomendaciones y noticias acerca de otro que se encuentran en el proceso de la enfermedad, tratamiento, etcétera.

El problema se genera desde el inicio del encierro, ya que el paciente, sin percatarse, se encuentra encerrado con los mismos estímulos, y desarrollará una tendencia a que sean controlados, pero no por él, sino por su cuidador, a quien delegará toda responsabilidad y obligación.

De esta forma, el paciente se quedará solo con su enfermedad, con toda su sintomatología, reacciones, tratamientos, efectos secundarios, dolores, miedos, pensamientos y, lo principal: **todo lo que ya no está realizando en su vida**. Generará así, no una exacerbación de la enfermedad o dolor, sino, más bien, sufrimiento, soledad y mayor desesperación.

Sandalio, un paciente de 71 años y siete con cáncer de próstata avanzado y metástasis óseas, ingresaba frecuentemente al hospital para sus citas, tratamientos, procedimientos, análisis, pruebas de extensión, etcétera. Durante ese tiempo, presentó una modificación gradual de su estilo de vida, ya que antes trabajaba, convivía con su familia y cumplía un horario, pero desde el proceso oncológico, limitó su vida al tratamiento y a curarse; también sus familiares realizaron la misma acción: su hija menor dejó su trabajo y se alejó de su vida matrimonial. Todo ello, desde el primer año.

A mí me toco intervenir en la vida de Sandalio cuando ya tenía 6 años con la enfermedad. Me decía: "Estoy siempre de malas, no quiero nada, nadie me entiende, nadie me ayuda, me dejan solo en las noches y no puedo dormir, ya estoy muy cansado de esto; cuando la gente va a mi casa me fastidia, no quiero hablar con nadie porque no me dejan descansar".

Analizado desde el punto de vista del paciente, se puede decir o asegurar: "Es que no define, no sabe qué es lo que quiere". Estoy parcialmente de acuerdo, porque si bien el paciente ha presentado un deterioro en su estructura psíquica por una enfermedad de larga evolución que ha limitado sus capacidades físicas por los tratamientos y efectos secundarios. Ante eso, cualquier médico especialista podría argumentar que se trata de la típica alteración del estado de ánimo por enfermedad médica, una respuesta acertada, pero, en realidad, es algo más complejo, y es, en este caso, de **la verdadera enfermedad**

del paciente oncológico. Es algo que va más allá de un trastorno del estado de ánimo por enfermedad médica: **el paciente se ha olvidado de vivir.**

La sociedad.
Convirtiéndolo en...

...De persona, a paciente.
Errores sociales

Una persona es aquella que convive en la sociedad, tiene rutinas como el estudio, el trabajo y con la misma sociedad; es padre o madre de familia; es el ingeniero, arquitecto, abogado, médico, carpintero, plomero, escultor, poeta, "valet parking", etcétera, sujetos que ocupan un lugar en la sociedad, desempeñan una función para con esta, y llegan a tener roles y estatus.

Pongamos un caso hipotético: el doctor Pérez, padre de familia y muy buen cirujano, pero al ser diagnosticado con una enfermedad crónico-degenerativa, automáticamente, la sociedad lo etiqueta con el término de "pobre", sin que nos refiramos al aspecto monetario. Además, le pone un rol y un estatus diferente al original, con lo cual termina por ser "el pobre paciente Pérez".

En ese momento, se llega a desvirtuar a la persona y se le cataloga como paciente. La sociedad lo comienza a tratar diferente y no le permite realizar ciertas actividades que a él le competen.

La sociedad, con la buena intención de ayudar, busca resolver y solventar cualquier necesidad o situación que tenga el paciente, sin importar día, hora o evento, y sin percatarse de que esto es otro grave error, ya que le genera dependencia, y lo lleva a procesos complejos en su estructura psíquica y también acerca de quién será el cuidador principal (CP), es decir, el familiar que se desvivirá por darle un bienestar que, muchas veces, puede otorgarse él mismo.

Mónica, una paciente con cáncer de cérvix, muy independiente, llegó a mi consulta; sin embargo, el motivo de acudir no era ella, sino sus hijas, las cuales confesaron que la habían llevado por una razón: "La vemos muy tranquila, como que no le ha caído el veinte, como que no tiene conciencia de lo que le está pasando, ya le hemos dicho que no salga de la casa, que nosotras le llevamos todo a la cama, que no se debe mover".

Aquí, la situación no la generaba Mónica, sino sus hijas, quienes no reconocían la condición real de su mamá, una mujer independiente que si bien realizaba sus actividades con ciertas limitaciones, las seguía haciendo para aprender nuevas técnicas y formas de ejecutarlas. Pero a las hijas les causaba conflicto reconocer la diferencia de una Mónica a otra, desde el inicio del tratamiento. Así que se empeñaron en desarrollar todas las actividades que le correspondían a ella.

Y se justificaban: "Lo hacemos para ayudarla, para que esté bien, no importa que nosotras dejemos de hacer cosas, de trabajar o estar en casa, nos turnamos para dormir en casa con ella, terminamos de trabajar, y ya sea una u otra, pero nos quedamos con ella, no nos importa, el chiste es que ella esté bien".

Claro, evidentemente, la intención de ellas era buena, estaba enfocada a ayudar, ¿pero qué tanto se puede afectar a la persona al no permitirle hacerse cargo de sus responsabilidades, o mejor dicho, qué tanto daño se le hace al no permitirle conservar su libertad de aprender a actuar? Y digo "aprender" porque Mónica, a pesar de sus tratamientos, podía realizar sus tareas, no como antes, pero estaba aprendiendo cómo rehacer su actividades, aunque más lento y con menor precisión que antaño. Aquí podemos aplicar el famoso dicho de "la práctica hace al maestro".

Por lo tanto, si las hijas de Mónica se hubieran empeñado en esa conducta de sobreprotección, el daño habría sido mayor, a la larga, porque el cáncer no se quita en un día, en un mes, en un año... el cáncer es para el resto de la vida, así que ¿cuánto tiempo le podían dedicar ellas a su mamá?

Me respondieron: "El que sea necesario". Muy bien, pero surge otra pregunta: ¿Qué tan cansadas están? Ahora, que solo llevan cinco meses, y Mónica no requiere de cuidados especiales, ¿cómo estarán cuando lleguen a 18 o 24 meses en esta tarea? Nunca lo habían pensado así.

Es lo que llamo "error social", pues las personas que están al lado del paciente, creen que deben dar todo por él, de forma incondicional, pero lo que se debe hacer es ayudarlo a ser más independiente y aprender que **las incapacidades son limitaciones, no discapacidades.**

Regla de dependencia.

(Familiar)

> Mientras más le resuelvo, más dependiente será de mí.

> Mientras menos le resuelvo, menos dependiente será de mí.

Regla de independencia.

(Paciente)

> Mientras más resuelvo mis limitaciones, más independiente seré.

> Mientras menos resuelvo mis limitaciones, menos independiente y libre seré.

...De paciente, a enfermo oncológico. El ermitaño intolerante. Errores sociales

El sonido de la televisión molesta, el de la radio, el del timbre del teléfono, al igual que las visitas que llegan a la casa, debido a que el paciente se ha acostumbrado al silencio en su burbuja. Todo ello, rompe su "tranquilidad", pero esta es ficticia. El paciente se ha vuelto un **ermitaño intolerante** ante todo estímulo y recurrirá a rehuir el contacto social. Empleará y esclavizará a una sola persona como su único intercomunicador.

El enfermo oncológico, al haber obtenido la resolución o respuesta a todas las necesidades y requerimientos, en el momento que siempre lo ha deseado, lenta y gradualmente se ha convertido en un tirano sobre su cuidador, quien ha pasado de esa función a esclavo del paciente y también a esclavo social, ya que al primero, sin importarle, la hora del día o la noche, o si la persona se encuentra cansada, desvelada y sin comer, o con algún problema familiar, laboral o económico, exige que se le proporcione lo que desea, sin interesarle las necesidades del otro.

Esto fue creado por la retroalimentación social, pues el paciente oncológico, durante un tiempo considerable, recibió todo lo que pidió en el mismo momento, generando que su capacidad de frustración, poco a poco, se vaya acortando, olvidando las palabras "por favor" y "gracias", y creyendo que es la obligación del cuidador principal aportar TODO para él. Obviamente, el familiar, al inicio, todo lo que daba lo hacía de buena voluntad, pero ahora se ha convertido en una obligación.

Ejemplifico con Sandalio: su hija se levantaba todas las mañanas a hacerle un jugo de naranja, le preparaba el desayuno y se lo llevaba a la cama, pero tenía que despertarlo para que comiera, situación que a él le enojaba; por la tarde, le preguntaba que requería y se lo conseguía, y le complacía en lo que quería comer, aunque en cada ocasión había que despertarlo y él se molestaba por cualquier sonido en la casa, así que ella procuraba hacer el menor ruido posible.

Cuando sonaba el teléfono, Sandalio se enojaba porque lo despertaban, y le pedía a su hija que no le pasara ninguna llamada, así que se optó por poner el teléfono en silencio; cuando llegaban visitas, no quería recibirlas; ella tenía que pedirles que se marcharán y les daba excusas y justificaciones por el estado de su padre. Y cuando Sandalio decidía que sí podía recibirlos, ella tenía que atenderlos (darles de comer y beber) y limpiar la casa cuando se marchaban.

La mayor parte del día, Sandalio permanecía dormido, y durante la noche, no tenía sueño. Entonces, procuraba que su hija estuviera con él todo ese tiempo, atendiéndolo, llevándolo al baño, dándole masaje en la espalda o en los pies, preparándole algo de comer, preguntándole la hora o escuchando quejas o molestias sobre algún hermano, hijo o primo, que no le habían llamado ni visitado, aunque él se hubiera negado a recibirlos. Cuando su hija se quedaba dormida, por su rutina diaria, Sandalio se enojaba y argumentaba que ella lo desatendía.

Esta situación no se inició de esa forma; lo que ocurrió, es que, poco a poco, las buenas intenciones de la hija se convirtieron en una obligación. El problema de la retroalimentación que se otorgó, con la intención de lograr el bienestar de una persona, que al principio podía autoproveerse, solo generó que su capacidad de frustración se consumiera y se limitará a recibir y ordenar, sin importarle nada.

Secuencia del error social que genera al ermitaño intolerante:

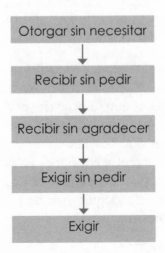

Otorgar sin necesitar

↓

Recibir sin pedir

↓

Recibir sin agradecer

↓

Exigir sin pedir

↓

Exigir

Quiero destacar esto con una frase: "El familiar se desvive por el paciente para darle un bienestar que, muchas veces, puede otorgarse él mismo", como ocurrió con las hijas de Mónica. Al principio, se hace todo y de todo por el paciente, se le enseña que no debe hacer nada, aunque tenga las capacidades para realizarlo, y con este proceder se le malacostumbra solamente a recibir y no a dar, incluso a recibir sin pedir, debido a que también el familiar intenta adelantarse a cualquier necesidad de aquel.

El problema y el error es que el familiar está en la búsqueda inalcanzable de proporcionar bienestar e intenta cubrir las necesidades del paciente, pero solo son las suyas. Se cae, pues, en otro error: el de no reconocer y diferenciar cuáles son las necesidades reales de cada integrante del proceso.

Regla para formación del ermitaño intolerante

Grados

- Enfermedad incapacitante + reclusión social + rápida resolución de necesidades que generan limitación e integración social (CP o familiares) = trastorno de conducta por regresión y chantaje emocional.

- Enfermedad incapacitante + personalidad dominante + reclusión social + rápida resolución de necesidades que generan limitación e integración social (CP o familiares) = trastorno de conducta por regresión y chantaje emocional severo.

El diagnóstico: La cubetada de agua helada... ¿Por qué a mí?

La mayor parte de tu vida la has circunscrito a hacer, sin pensar en cuestiones tan humanas como "soy mortal", "me enfermaré de algo", "algún día ya no podré hacer determinadas cosas", "he de morir en algún momento". El problema que tenemos los seres humanos es que creemos que todo será como el momento en el que nos encontramos viviendo, y damos por sentado que nunca nos podrá ocurrir algo a nosotros, que solo les pasará a otros.

Ahora bien, si enfocamos este pensamiento a las cosas negativas o desagradables de la vida, se desvía solo hacia "las personas malas, injustas, ladronas, rencorosas, descuidadas...A ellas les puede llegar a pasar, a mí, no...". Es decir, llegamos a pensar que las cosas les pueden suceder a todos, menos a nosotros mismos. Pero cuando llega el momento de enfrentar y confrontar una realidad, una verdad, es cuando uno, humana o mortalmente, se pregunta **"¿porque a mí?**, si yo no he hecho nada malo; no le he deseado ningún mal a nadie; nunca me he enfermado de nada y nunca he tenido que tomar pastillas para ninguna enfermedad".

Al momento de saber una noticia, dura y difícil de asimilar, cualquier persona, inevitablemente, reaccionará muy distinto a lo habitual; esto es comparable a cuando alguien recibe una cubetada de agua helada, algo nada placentero, es un *shock*, porque te saca de forma repentina de tu calidez y comodidad, para reactivar todos los instintos de supervivencia (físicos y mentales).

Después de años de tratar a personas portadoras de cáncer, aún no he conocido a nadie que no reaccione de forma defensiva, física o psicológicamente, ante esta situación. Aunque, pensándolo bien, durante el desarrollo de mi especialidad, en Madrid, España, había una paciente mayor de edad, se llamaba Rose, quien me dijo algo muy cierto: "Mira, Humberto, para mí, el cáncer es simplemente un aspecto más en mi vida, no tengo miedo a morir, sino a depender". Bueno, pero creo, o puedo asegurar que, por la experiencia de vida de ella, mucho antes ya había recibido esa cubetada de agua helada, e integró cada una de esas reacciones a su existencia.

Acerca de "la cubetada", que saca, desestructura y, a la larga, reestructura (tema que veremos más adelante), TODA persona reacciona de forma distinta en cuanto a la supervivencia; una de las más sencillas es el síndrome del avestruz, que consiste en meter la cabeza bajo la tierra para no enterarse de lo que viene, pero el cuerpo está en el mismo sitio, donde se encuentra el peligro.

En el aspecto humano, es evitar el tema; es decir, no hablar de él, hacerlo menos, minimizarlo o no darle la importancia que requiere. Podemos incluir en este ejemplo cuando los pacientes optan por terceras, cuartas y quintas opiniones, en espera de una respuesta diferente, a fin de evitar la cubetada de agua helada, pero sin percatarse de que, en cada una de ellas, la persona o el familiar no ha confrontado (muy diferente de asimilar y, mucho menos, aceptar) lo que le corresponde: su proceso de vida.

Buscar otras opiniones médicas para certificar el diagnóstico, es completamente entendible. Hago énfasis en este punto porque también es totalmente humano que el médico profesional de la salud yerre en un diagnóstico o toma de biopsia. Muchas veces, hay que repetirlos. Sé que no es grato este aspecto, pero es un factor que se puede presentar y, nuevamente, aclaro y recalco lo de "totalmente humano", pues el profesional que atiende, es, antes que nada, una persona, con margen de error, aunque también con la capacidad de aprender para no reincidir.

Aquí puedo hacer referencia al personal profesional o al familiar que guía al paciente, ya que, desde 1847, el Código de la Asociación Americana de Salud manifiesta algo muy cierto acerca de matar a un paciente, sin ni siquiera tocarlo, y lo expresa de la siguiente manera: *"La vida de un enfermo puede ser acortada no solo por los actos, sino también por las palabras o las maneras de un sistema…"*.

Dar una noticia dura y difícil de asimilar por el receptor, hará que ese informe sea recibido de muy distintas maneras, lo que conllevará a un diferente proceso de interpretación (percepción) y, por consiguiente, a la desestructuración que puede presentar el y los afectados, haciendo mucho más difícil el proceso de ajuste-adaptación para que esta noticia sea integrada a la vida del paciente y a su núcleo social-familiar.

Ante la forma de retroalimentar al paciente sobre su nueva condición de vida, se presentará otro aspecto defensivo, pero el problema es que este será directamente proporcional a la notificación y a la capacidad de cada persona para recibirla, o como la hemos definido, "la cubetada de agua helada".

Al enterarse la persona, puede enfocarse en un solo aspecto: "estoy enfermo de cáncer", y aunado al **sinónimo social colectivo** que tiene esta enfermedad en la población, se puede desarrollar el famoso proceso de "visión de túnel", en donde el pensamiento y el actuar del portador solo se encuentra enfocado en "estoy enfermo", "ya no podré hacer TODO lo que tengo planeado"; "ahora que puedo hacer lo que quiero, me enfermo", "soy muy joven para enfermarme de esto", "yo nunca me enfermé de nada", y todos los significados del sinónimo social colectivo que presenta el paciente y su entorno.

Primer impacto: Reacciones en el paciente cuando recibe el diagnóstico

Podemos diferenciar reacciones fundamentales y esperadas en los pacientes oncológicos ante la notificación de su diagnóstico, de acuerdo a la clasificación de la enfermedad: "Estadio Clínico I, II, III o IV". Los **estadios I y II** son la fase inicial de la enfermedad y, lamentablemente, (aclaro, "lamentablemente", debido a que al no sentirse nada, no se recurre al chequeo, y al ser una enfermedad silenciosa, avanza lenta y mortalmente), por lo general, no se presenta sintomatología física en el paciente, como dolor, pérdida de peso, alteraciones físicas, etcétera.

Al realizar el diagnóstico del padecimiento surgirán marcadas alteraciones en su estado psicológico, las más comunes son la negación y evitación, que conllevan a procesos de ansiedad y nerviosismo marcado, con problemas de focalización de la atención y episodios de irritabilidad, alteraciones en el sueño y en el hábito alimenticio.

En estos estadios de la enfermedad, físicamente, puede que no existan alteraciones marcadas en el paciente, pero sí en el aspecto psicológico. Toda esta sintomatología son los procesos reactivos ante la introspección (toma de conciencia) o, como coloquialmente decimos, "le cayó el veinte". Es cuando se presenta un sufrimiento por pensamientos encontrados, así como alta subjetividad (pensamientos cargados con muchos sentimientos, pero sin un enfoque realista).

Cito a una paciente con quien trabaje este aspecto: "Yo no puedo estar enferma, no me lo creo, están mal, los doctores están mal, yo nunca le he hecho nada malo a nadie, he sido buena persona, no he fumado, me he cuidado, hago ejercicio, llevo una vida sana en todos los aspectos, nunca me he drogado y he ayudado a mucha gente; están mal, yo no puedo estar enferma, yo me siento bien".

Evidentemente, hay pensamientos y sentimientos desbordados en esta paciente, quien intenta buscar una justificación para negar su padecimiento como tal, pero ante la realidad del momento, surgen emociones difíciles de describir por ella.

Ahora bien, intentar detallar la forma e intensidad de esas emociones en un papel, es igualmente complicado. Ejemplifico con otro caso: Marcela, de 32 años, recién diagnosticada con un cáncer de mama, en estadio clínico I, acudió a mi consulta, canalizada por el Servicio de Mama, para su valoración.

Argumentaba: "Yo estoy bien, el médico es el que está mal". Al inicio de la sesión, tenía muchos pensamientos encontrados, hablaba de su trabajo, sus planes como mujer y de la vida que había llevado hasta que le notificaron su padecimiento; se mostraba muy enojada con el personal sanitario, y más con el doctor que le había detectado la enfermedad: "Es que no es posible, que alguien me diga que eso no es verdad, que está mal el doctor, que se equivocaron, que no es la respuesta a mi diagnóstico; el que me hizo la biopsia estaba muy joven y se veía que no sabía nada; en mi trabajo siempre he sido una mujer responsable y he peleado por subir de puesto, y con esto que según tengo, me dicen que al menos un año tendré que dejar de trabajar; no puedo hacer eso, tienen que estar mal, no puedo dejar de trabajar; además, soy muy joven para tener esto, eso es de personas mayores, que ya son grandes de edad, o personas que no se cuidan, y yo me siento bien, no me duele nada, no tengo nada, es solo una bolita de grasa".

Al realizar la sesión y la exploración sobre el tipo de pensamiento de Marcela, encontramos mucha sublimación, es decir, el desvío del pensamiento a forma defensiva, para evitar el tener que confrontar una realidad que ella conocía y que era inevitable, pero estaba en la búsqueda de la justificación de por qué no podría ser una paciente oncológica, y constantemente repetía: "Soy muy joven para tener esto, eso es de personas mayores, que ya son grandes de edad", e insistía en que el diagnóstico no era el indicado para ella, sino para personas que no se cuidan, y repetía: "Siempre he sido una mujer responsable y he peleado por subir de puesto, y con esto que según tengo, me dicen que al menos un año tendré que dejar de trabajar, no puedo hacer eso, tienen que estar mal, no puedo dejar de trabajar".

Todas las afirmaciones de Marcela estaban enfocadas y encaminadas a diluir, minimizar, evitar, transpolar el evento; pero, lamentablemente, lo único que generaba en ella era mayor alteración en su estructura psíquica. La búsqueda de terceras, cuartas y quintas opiniones, retrasaba el inicio del tratamiento activo, propuesto por los médicos, y fue por ese motivo que había sido canalizada para su valoración. El problema es que no era consciente del hecho, sino de que, por cualquier vía, intentaba escudar y certificar que no tenía un problema de salud.

En contraparte, los diagnosticados en los **estadios III y IV** de la enfermedad oncológica, cuando está más avanzada y, por lo general, ha provocado malestares de diversa índole, como pérdida de peso sin motivo aparente, malestares físico, dolores recurrentes o constantes durante un tiempo prolongado, etcétera, presentarán mayor alteración física, pero menor en su estructura psicológica. La razón y justificación es que el paciente, antes de ser diagnosticado, ha presentado sintomatología de larga evolución, la cual ha limitado su desempeño habitual y, en la mayoría de las veces, ha llegado a pasarle por la cabeza una pregunta: "¿Será cáncer?".

El problema es que el paciente, en muchas de las ocasiones, recurre al tratamiento de la molestia en particular o por algún dolor, pero rara vez acude a un especialista para realizarse chequeos o pruebas médicas enfocadas a la detección de enfermedades crónicas como **el cáncer.**

Al recurrir a algún médico no especialista, el paciente presenta una mejoría parcial y pasajera, mas no se ha iniciado el tratamiento de la enfermedad real, ya que se justifica con un diagnóstico incompleto. Es hasta que la sintomatología presenta un incremento, cuando se recurre a especialistas para iniciar la búsqueda de la causa y, entonces, se detecta la realidad: **La causa del malestar es porque tiene cáncer.**

Esta afirmación, anteriormente, correspondía en el paciente a "una palabra o a un concepto", que ahora es real; es cuando la introspección o toma de conciencia es menos agresiva o perjudicial.

Ejemplifico: Rubén, de 65 años, con diabetes en vigilancia y control, comenzó a presentar constantes molestias para orinar, especialmente en las noches; emanaba poca cantidad en cada ocasión, por lo que acudía a su médico, y solo le recomendaba que no ingiriera líquido por las tardes y noches; le practicaban análisis clínicos sencillos y no se presentaban alteraciones significativas, solo un poco de colesterol, triglicéridos elevados, y le daban tratamiento para el control de su glucosa, pero después comenzó con dolor en la espalda baja y en las piernas.

Fórmula sobre reacciones ante notificación de **diagnóstico** en pacientes.

Diagnóstico estadios I y II del cáncer.

Menor sintomatología física, mayor alteración psicológica reactiva sobre introspección.

Diagnóstico estadios III y IV del cáncer.

Mayor sintomatología física, menor alteración psicológica reactiva sobre introspección.

¿A quién decírselo y cómo?

El proceso de notificación familiar y social es complejo, ya que siempre se piensa en el beneficio, o mejor dicho, en la no afectación del otro: "No les digo nada, porque no quiero que se pongan mal". **Grave error**. ¿Por qué?, por el simple hecho de que la persona que guarda silencio, intentando proteger, a la larga, resulta apartado de su sociedad, debido a que el silencio le llevará a ocultar parte de su vida.

Eso es lo más importante y urgente que hoy se ha presentado en tu vida, y guardar silencio, te hará sentir lo que más mata en vida: **la soledad**, porque tú mismo has decidido quedarte con ese peso; mientras, como siempre ocurre, el mundo gira y girará sin detenerse a pensar o escuchar lo que tienes que decir.

Podrías refutarme: "Pues es mío y decido a quién le digo y ahora he decidido no hacerlo". ¿Y qué te puedo decir ante eso? "Excelente, esa es tu decisión"; pero ¿has pensado qué ocurrirá cuando tengas que ir al hospital por algún tratamiento que llevará varios días de malestares, cuando se requiera la firma de algún testigo, o seas ingresado a hospitalización por varios días, por cualquier situación, o que, por algún evento de toxicidad, estés cansado y requieras el apoyo de alguien?

Podrás decirme: "Pues ya veré qué hago". Muy bien, pero piensa solamente un poco en el pasado; me refiero a las veces que te has dicho algo así: "Siempre se me juntan las cosas", pero será porque el error común del ser humano es pensar en corto, en "el aquí y ahora". Este pensamiento se lo dejo únicamente a las personas que están enfrentando una enfermedad terminal; y la tuya es una **enfermedad**

crónica que puede ser avanzada, pero no necesariamente terminal.

No me refiero a que vayas como una paciente que tuve en Madrid, quien comentaba su situación, su diagnóstico, tratamientos y efectos secundarios a cuantos se encontraba en su camino. Evidentemente, las personas terminaron por evitarla, y no por el hecho de que les contara todo, sino porque el decir y no decir, es una situación personal de cada paciente. Tú sabrás a quién le comentas tu situación.

Ante ello, te plantearás otra pregunta: "Bueno, ¿entonces, a quién le digo?" Fácil, contesta esto: ¿Quiénes son las personas más cercanas a ti y a tu vida?, ¿con cuáles de ellas tienes la facilidad de hablar? (bajo el entendido de diálogo recíproco: saber escuchar y comentar), ¿con cuántas tienes o presentas confianza? Si te pones a ver o intentas encontrar quién es fuerte y quién no, tu percepción y definición serán muy diferentes. ¿Por qué? Porque aquí, el **fuerte es quien reconoce**, no el que aguanta más sin llorar.

Ahora que sabes y has identificado a quién decirle, viene una parte muy singular. ¿Por qué "singular"? Porque una noticia como esta será asimilada de manera diversa por todas las personas. Aunque sean cercanas y fuertes, tendrán diferentes reacciones.

Ejemplo: Raúl tenía un osteosarcoma en un brazo, y el tratamiento consistía en quitarle la extremidad con el tumor, pero quería decírselo, primero, a las personas que estaban con él. Así que las reunió en una fiesta, y a la mitad de ella lo comentó. Evidente y razonablemente, los presentes se sintieron incómodos, ya que en ese momento, cuando los ánimos estaban en lo más alto, les aventó una cubetada de agua helada…Era de esperarse: las personas no supieron cómo reaccionar ni qué decir.

Quizá alguien dirá: "Es una locura, cómo se le ocurre". Bien por esa percepción, ya que, bajo tu punto de vista, tú no lo harías. Otros opinarán: "Correcto, así lo dice de un jalón, y se evita estar dando explicaciones, explicaciones y más explicaciones". Como se ve, cada quien es distinto y se retroalimenta (comenta) de forma variada.

Aquí es donde yo intervengo y comento: "Aventarás una piedra (la notificación) que, indudablemente, dañará, pero de ti dependerá qué tan fuerte la lances, y a qué le quieras atinar, de manera que podrá doler, sangrar, romper o destruir por completo".

Y, nuevamente, aclaro: "Harás daño, pero dependerá de qué tanto quieras lastimar". Sin duda, la gente que está a tu alrededor reaccionará. ¿Cómo? Eso estará sujeto a qué tan honestos sean contigo y con ellos mismos, porque la mayoría muestra ciertos aspectos de sí mismos ante situaciones comunes. Es más, la gente decide qué enseñar y a quién mostrárselo, pero ante esta situación, realmente uno da la cara, quitándose toda máscara para mostrarse tal cual, con lo que puede y está dispuesto a ofrecer.

Primer impacto: Reacciones de la familia y la sociedad ante el diagnóstico

Veamos las reacciones sociales cuando la sociedad inicia su proceso de ventilación y demostración sobre la verdadera intención para con el ahora paciente.

Mucha gente piensa que la persona que es diagnosticada con la enfermedad, tiene un destino muy negativo o, por decirlo coloquialmente, "la pobrecita ya está condenada, ya valió", y automáticamente se inicia el proceso de intentarle ayudar en todo lo posible. El problema es que el concepto de la enfermedad que desarrolla la sociedad, con respecto al paciente, es diferente a la realidad de este.

Es el caso de Laura, paciente de 35 años, portadora de cáncer de mama, quien me contaba la reacción social: "La verdad, muchos se me acercaron para decirme que lo que necesitara, solo tenía que pedirlo; que cualquier cosa o que a cualquier hora podría llamarles, eso me gustó mucho, pero cuando se me acercaron lo hicieron como con miedo, sin saber qué decir o qué hacer, como si me fuera a romper, me trataban de forma diferente".

La familia es un factor fundamental para el apoyo o presión, supervivencia o sobrevivencia, autonomía o limitación del paciente. Se puede presentar la parte positiva y la negativa del evento en el que la familia hace o deshace en el paciente, ya que puede ser un motor o un freno que limita su reintegración al mundo, el cual no esperará ni le importará cuanto tiempo requiera para recuperarse. Así que la familia puede realizar muchas acciones bien intencionadas, pero mal dirigidas y, por consiguiente, mal recibidas, no solo lastimeras para el portador, sino para todo su entorno.

Mucha gente se acerca con la intención de ayudar y apoyar (personas bien intencionadas), pero algunas otras se alejan, ya sea por miedo, incertidumbre o ignorancia sobre la situación. Se puede entender que muchos recurren a evitar algo que les es difícil, y optan por no verlo y caen en el pensamiento de que "no existe"; sin embargo, no es así. Todas las personas que se acercan o se alejan, presentarán miedo e incertidumbre. De ahí que algunas desarrollarán diversos procesos, ya sean pensamientos, afectos o comportamientos más elaborados con respecto al proceso de enfermedad del paciente portador. Cada una de estas reacciones dependerá del tipo y forma de relación que se tengan con él y de su capacidad de comunicación con la sociedad.

El **miedo** es un pensamiento que se podrá controlar, siempre y cuando las personas lo comiencen a reconocer. No me refiero a solamente el decir "tengo miedo", sino a ubicar y verificar dónde se inicia, si proviene de lo que se ha escuchado por terceros acerca de la enfermedad, o porque la persona (no el paciente portador) ha experimentado como espectador de otros.

Si la persona no logra ubicar su miedo, no podrá controlarlo, y este comenzará a crecer. Es cuando algunas personas prefieren evitar el estímulo del miedo e intentan negar o cerrar su origen. ¿A qué me refiero? A que hay personas que prefieren **evitar el tema del cáncer** y tratamientos, así como el proceso de cambio que se presentará en el paciente portador, y adoptan una **falsa normalidad**.

Esto llevará a fricciones constantes entre el paciente y personas cercanas, debido a que estas le exigirán que realice todo lo que antes podía hacer, y algunos de sus principales argumentos serán: "es que todo está en tu cabeza", "es que tienes que echarle ganas", "es que no quieres estar bien".

Entiendo que cada una de estas frases será bien intencionada, pero los mayores daños en la vida provienen, precisamente, de las buenas intenciones.

Observemos este caso: Raquel, de 78 años, con oxígeno suplementario, portadora de un cáncer pulmonar avanzado, en tratamiento con quimioterapia, presentaba todas las secuelas esperadas del tratamiento y de la enfermedad. Llevaba varias semanas con cansancio extremo y con limitadas salidas de su casa.

Una de sus hijas me refería: "Es que ya no quiere echarle ganas, ya no quiere salir, ya casi no habla con nosotras y casi no come; antes se salía a caminar y a tomar café con sus amigas, ahora ya no quiere salir, solo está dormida".

Ante estos argumentos, se podría ver que la hija no aceptaba, o mejor dicho, no reconocía varios aspectos de la vida actual de su madre, debido a que, en primer lugar, estaba la edad de Raquel; en segundo, el tipo de enfermedad y tratamiento al que era sometida y sus secuelas; y, en tercer lugar, la necesidad del oxígeno suplementario. Así que su hija, le exigía que fuera la persona de antes del tratamiento, la Raquel que realizaba todos los aspectos de su vida, aunque por su imposibilidad física, eso ya no le fuera posible. Entonces, la reacción de su hija fue de "enojo, frustración, reacciones o procesos ansiosos", que solo son síntomas derivados del proceso de **miedo** que, al no trabajarlo, se acentúa cada vez más en el portador o en su generador.

Pongo otro ejemplo de miedo mal manejado y mal trabajado, el cual se canalizó hacia un comportamiento o actitud, que desarrolló procesos psicoafectivos muy complejos: Jesica era una chica de 22 años, que acudió a mi consulta porque su madre había fallecido de cáncer, quince días antes de nuestra primera entrevista. Ella argumentaba: "Es que la dejé, la abandoné, no quería llegar a verla mal, no me gustaba saber que se pondría mal y tenerla que ver así; mejor preferí irme, me salí de la casa y me fui dos años del país para no saber ni ver nada de su enfermedad; sabía, al final, que ella ya estaba mal, pero yo no quería verla, pero ahora que ya se me murió y no puedo decirle que la quiero mucho y que lo siento, siento el haber sido tan cobarde y dejarla; no sé qué hacer".

El problema que manifestaba Jesica se generó a raíz de evitar una realidad sobre el proceso de la enfermedad de su madre, y optó por una conducta de evitación ante un estímulo que le causaba miedo e incertidumbre. En ese momento, no pensó en las repercusiones que le llevarían a dicha decisión, y todo se derivó de un miedo ubicado, pero no confrontado. Es claro: el abandono o alejamiento de la sociedad sobre el paciente, por miedos o incertidumbres no reconocidos, ni mucho menos trabajados, desarrollarán diversas reacciones y conductas sociales.

La **ignorancia** es muy perjudicial, y es una de las más grandes excusas que se presentan en el proceso oncológico; sin embargo, cuando se trabaja en ella, se reducen y quitan muchas de las barreras establecidas entre la sociedad, la familia y el paciente. Así que, al reducir o eliminar la ignorancia, se puede ver y percibir cómo será la relación entre este binomio (paciente-cuidador).

Pero la ignorancia no se quita sola, pues al no ser un síntoma o signo, sino un estado asimilado por el portador y la familia, lo primero será revisar si proviene de un bloqueo, como mecanismo de defensa en el sujeto, ya que hay ocasiones en el que las personas oyen las cosas, pero no las procesan, debido a que está limitada la capacidad de comprensión, generada por el estado psicoafectivo de la persona, situación que limitará la integración del proceso oncológico. O bien, hay ocasiones en las cuales las personas se NIEGAN de forma consciente a escuchar y saber cuál es el estado real de su paciente.

Ejemplifico: Sonia era madre de un paciente de 17 años, con cáncer testicular avanzado, con metástasis a nivel hepático y pulmonar, con múltiples líneas de quimioterapia, pero que no respondía bien porque la enfermedad era resistente. Ante ello, Sonia, simplemente, se negaba a escuchar.

Al intentar comentarle y explicarle cómo estaba su hijo, ella decía: "No me quiero enterar, lo que quiero es que se cure ya, no entiendo cómo tienen tanta tecnología y no pueden con una enfermedad como esta; él está muy joven para estar enfermo de esto; si no me dicen que mi hijo va mejorando, prefiero que no me digan nada porque lo he estado trayendo y le he estado haciendo todo lo que ustedes me dicen y no veo mejoría; cada vez se pone peor; si mi hijo no mejora, no le veo sentido a tenerlo aquí, veo que lo pican y lo pican, le sacan sangre, le ponen suero y otras cosas más, pero yo no veo que mejore; los demandaré por negligencia médica".

La situación con Sonia no fue nada sencilla, debido a que durante el tiempo que traté a su hijo, ella se negó rotundamente a acudir a las citas con él, y cuando su hijo debía ser ingresado y ella tenía que estar junto a la cama, desarrollaba alteraciones psicoafectivas que afectaban la tranquilidad de los demás pacientes y de su propio hijo.

Cuando la situación empeoró y su hijo ingresó a terapia intensiva, refería: "No han hecho nada por él, no le han querido dar el mejor tratamiento, no le hicieron lo que se le hace a todos los pacientes, lo están dejando morir, ya no le quieren dar más quimioterapia".

Aun ante este escenario, Sonia no permitía tener una conversación, no consentía a los servicios clínicos y quirúrgicos notificarle la razón por la cual su hijo tenía que estar en la Unidad de Terapia Intensiva, en lugar de permanecer en su cama de hospitalización.

En este ejemplo, se pueden identificar los factores de miedo e incertidumbre, derivados de la ignorancia como reacción, ante un proceso de difícil control. El problema de esta ignorancia en Sonia no solo se quedó ahí, sino que desarrolló más factores e, incluso, trastornos ante el fallecimiento del hijo. Sonia, se negó a acudir a sesiones de salud mental desde un inicio, y desarrolló alteraciones y en su estructura psíquica.

Otro caso de ignorancia, es el de Fermín, de 45 años, con padecimiento de colon. Aún vivía con sus padres, y ante la notificación y el proceso de la enfermedad, me comentaba que su madre solo le daba de comer usando el mismo plato, vaso y cubiertos todos los días. Estos eran lavados aparte de todos los demás y guardados en un cajón, únicamente para él. La misma consideración se tenía con su ropa, situación que generaba división familiar y conflictos por discriminación.

Se le preguntó a la madre de Fermín por qué hacía lo anterior, y respondió: "Es que me dijeron que el tratamiento puede provocar que se enferme más rápido, debido a que sus defensas bajan, así que lavo todas sus cosas de forma especial y la aparto de todos para que no se contaminen".

Este pensamiento se derivaba de las reacciones del tratamiento sobre el sistema inmunológico de Fermín, pero las acciones tomadas se originaban en una información interpretada, no del todo equivocada, pero tampoco correcta. Era ignorancia, la cual generó procederes inadecuados sobre el paciente portador. Ante esto, se puede concluir que con buenas intenciones se hace mucho daño.

Veamos ahora un caso completamente contrario sobre la información: en una ocasión, Leonardo llegó a mi consulta, después de haber asistido a una conferencia que di para los pacientes, en la que a todos se les recalcaba la importancia de conocer su enfermedad y del tipo de tratamientos al que iban a someterse.

El punto aquí es que este paciente era un médico cirujano oncólogo, y en la consulta me dijo: **"Bendita la ignorancia"**. Se refería al común de todos los pacientes diagnosticados con el padecimiento, debido a que ninguno de ellos conocía a qué sería sometido. Él me aseguraba: "Tengo mucho miedo, debido a que sé a qué me voy a enfrentar, y sé qué es lo que me puede pasar; puedo estar pensando en que todo estará bien, sé cómo será mi tratamiento y por qué me tengo que hacer todo... pero es lo que no me gusta y, hasta cierto punto, envidio todo lo que los demás pacientes no conocen, pues yo sí sé qué me espera, y le tengo mucho miedo".

¿Qué pasa con los hijos pequeños?

¿Cómo les digo?

En el caso de los niños pequeños, el error más grande y común es: "No les digas nada, porque están chiquitos y no entienden". Esto llega a lastimar mucho a una sociedad, familia, niño y paciente, debido a que es el adulto quien no entiende (que con la intención de proteger, hace mucho daño), que en la familia hay una situación inocultable. Es como cuando se intenta tapar el sol con un dedo, la luz no llega directamente a los ojos, pero sigue siendo de día. Y ¿cuánto tiempo puedes mantener levantado ese dedo, tapando lo que no puede taparse? ¿Será cansado? Yo creo que no, ¡será frustrante!, porque al día siguiente será igual, y al que sigue, lo será más, y así, hasta el final de los días.

Regresando a la situación de los niños pequeños, por su capacidad cognoscitiva, entenderán algunas partes, ya que no podrán realizar la integración de "la enfermedad crónica-degenerativa o el concepto de cáncer, enfermedad oncológica o enfermedad neoplásica, que afecta células locales y a distancia". Es más, hay veces que ni un adulto lo entiende. En cambio, el menor sí podrá integrar el concepto de "enfermedad", así que se le tiene que explicar, pero sin decirle que ella se debe a haberse pegado o por haber comido algo, ni mucho menos, que es por un bicho o una bacteria, o por haberse portado mal o ser enojón, o todo el repertorio que suelta el adulto cuando intenta explicar algo. Basta con decirlo en un lenguaje verdadero y sencillo. El niño podrá entenderlo e integrarlo.

Tal vez tendrás otra pregunta: **"¿Entonces, cómo le digo?"**. Mira, el niño verá al paciente como alguien que tiene algo que angustia a todos, y él se inquieta porque todos están preocupados, pero no por el concepto de la enfermedad.

Un ejemplo: Paquito, un niño con leucemia linfocítica, al preguntarle qué tenía, contestaba: "Una enfermedad en la sangre, se le conoce como anemia, me han dicho que mi sangre se pone como agua, así que ya no tomo agua, porque hará que mi sangre se ponga más líquida". ¿Qué tal? El pensamiento del niño es diferente al del adulto, ya que el menor posee una gran capacidad, la cual ya no tenemos los grandes. Me refiero a la imaginación, el pensamiento mágico y la inocencia.

Así que Paquito, al tener esa idea de su enfermedad, estaba haciéndose daño, sin saberlo, porque alguien cercano a él 'no se animaba a abordarlo y comentarle la situación. Este es solo un ejemplo de lo que puede ocurrir por no hablarle al menor con la verdad y con un lenguaje sencillo y directo.

Error: Ocultar información a los niños pequeños

Por temor a dañar a los niños pequeños, las familias afectan mucho más, sin querer y sin percatarse. A esto se le considera un "daño pasivo", aunque no colateral, ya que con la justificación que se desarrolla de forma colectiva por el adulto ("es que están chiquitos y no entienden"), la dinámica de la familia o de la sociedad se desenvuelve sobre y para con el paciente, al grado de tomar decisiones sin consultarle, o haciéndolo, pero con la intención de proteger a sus hijos, se decide y se toman acciones por ellos, nuevamente con la excusa de que "no entienden", sin darles la oportunidad de integrarse en algunas decisiones o cuidados del paciente. A veces recurren a apartar al menor de su padre o madre, y no me refiero a separarlo física o moralmente, sino psicológicamente, al no comentarle la situación que se presenta en SU familia.

Maduración en el hijo menor de edad

Cuando existe un hijo menor de edad en la familia oncológica, esta enfermedad es de la familia, no solo del portador. Entonces, se desarrollarán dos vías de maduración en el niño y ello dependerá de su participación y la importancia que se le dé en cada una de las situaciones con respecto al proceso oncológico familiar, porque todos los miembros de la familia deben tener el conocimiento del proceso de su paciente, debido a que también es el mismo para cada uno de ellos, pero por su edad, carácter y temperamento, es interpretado de distinta forma.

En este caso, se le tiene que hacer partícipe al menor de la situación familiar. No me refiero a que se le deba dar la responsabilidad del portador, pero sí otorgarle el beneficio de que su actuar representa un apoyo para él y su familia, al derivar esa acción en dos procesos de maduración que marcarán el desarrollo de la vida y de su personalidad: **la positiva o la negativa.**

Maduración positiva

Cuando al menor se le ha realizado la retroalimentación total del caso de su familiar, mediante un lenguaje entendible y comprensible, acorde a su edad, y se ha realizado la exploración de los tres puntos fundamentales de comunicación oncológica familiar: **¿qué pienso, qué siento y a qué tengo miedo?**, y se le ha integrado en el cuidado y manejo de situaciones, es decir, se le han dado responsabilidades junto con el paciente, ese menor, presentará maduración en su edad mental y en sus procesos de percepción. Aunado a su capacidad de imaginar, será una persona mucho más madura que las demás de su edad cronológica.

Ante esta situación, este pequeño se ha obligado, de manera inconsciente, a madurar aceleradamente, para así poder reaccionar de la forma más correcta ante la situación que se le presente. Aquí es cuando la sociedad recurre a decir: "Es que, pobre, lo que le tocó vivir... y tan pequeño"; pero claro, esa colectividad no se hará responsable del niño que ha tomado conciencia de la mortalidad de su propia vida.

Ese niño será una persona responsable, capaz de asumir roles y funciones que otros de su edad ni imaginarían. Este chico, gracias al proceso de maduración, será más consciente y responsable en su adultez, debido a que en su infancia supo procesar e integrar situaciones de crisis reales. Reformará su estructura psíquica y llegará a ser más adaptable, y, si es bien encausado por una sociedad responsable, desarrollará su capacidad cognoscitiva a un nivel que, como adulto, podrá adaptar en su entorno para llevar mejor su existencia. En pocas palabras: de un proceso duro y difícil, aprenderá a conducir su vida.

Maduración negativa

Esta etapa es caótica, es cuando la sociedad, nuevamente con la intención de proteger, lesiona mucho, y eso afectará de por vida al menor. Aquí lo más recurrente es el síndrome del avestruz. Esa reacción también le es impuesta al niño, con la comodidad de no tener que confrontar una dura realidad. Por miedo a explicar o justificar, se guarda silencio o se evita el tema, aunque esté latente (presente) la situación en su vida.

El adulto intenta actuar como si no pasara nada, como muchos pacientes y familiares me han dicho: "Me hago el fuerte" (error, porque el menor recibe y percibe todo lo que tenga el adulto; puede que no sepa el porqué de su actuar o pesar, pero sabe y siente que algo está mal. El chico notará el rechazo de su misma familia, además del problema y el estrés de esta.

Lo ejemplifico: cuando llegamos a una habitación donde una pareja ha terminado de discutir, el ambiente se percibe diferente a cuando una pareja está feliz. Se dice que "se siente un ambiente pesado". Bien, pues, el niño tiene un pensamiento y percepción distintos del adulto y distingue su entorno como hostil. Puede introyectar (admitir) como propio el problema, y pensar que es por algo que él cometió.

Ahora bien, juntando la dinámica de la situación y el accionar de sus integrantes, donde no interactúan ni toman en cuenta la presencia del menor o, incluso, lo excluyen, el niño no reaccionará del todo bien, ya que la percepción de su entorno sobre él, será agresiva y lastimera.

Así, el menor solo sufrirá su ambiente, porque se sentirá excluido por algo que cree haber cometido. Ello lo llevará a procesos depresivos y reactivos como problemas de conducta en la escuela, agresividad, enojo, irritabilidad, falta de concentración, bajo rendimiento escolar, líos en casa por desapego a las reglas, no reconocimiento de figuras de autoridad, Incluso, a retar y a provocar al adulto. En algunas ocasiones se han presentado problemas para el control de esfínteres (enuresis y encopresis) en menores que ya no estarían en esa fase de maduración.

Iniciando la integración del cáncer a mi vida

¿Qué pienso, qué siento y a qué le tengo miedo? Tres puntos fundamentales de comunicación interna y externa

El trinomio **¿qué pienso, qué siento y a qué le tengo miedo?** es un mecanismo para explorar la reacción psicoafectiva en el paciente portador y en la familia oncológica, así como los diversos momentos del tratamiento y sus integrantes. Es decir, cada persona reacciona muy distinto ante un mismo estímulo, y eso se debe a que cada quien tiene diferente pensamiento, percepción e interpretación de un hecho, así como experiencias en vida, maduración, y, por consiguiente, otra manera de enfrentarse a determinadas situaciones.

En otras palabras, cada persona tiene su forma de enfrentar esta situación, al reconocerla, trabajarla o evitarla, a fin de lograr lo que muchas personas me han comentado: **"Quiero que me ayude a aceptar la enfermedad"**, pero aquí hago una pregunta: **¿Cómo le haces para aceptar algo que no te gusta?** La respuesta es sencilla, pero el proceso de aceptación, no, porque ese acto proviene de una decisión que ya fue tomada, y, hasta hoy, no conozco a nadie que haya decidido estar enfermo y, por lo tanto, padecer cáncer.

La aceptación emana de decisiones tomadas por uno mismo; así que por ese aspecto, cuando la persona pregunta o acude a sesión con la intención de recibir ayuda para aceptar su actual condición, ya está en un error, pues admitir una condición que no es grata, generará problemas a nivel personal-social. Desarrollará mucho rencor, enojo y envidia, y buscará un culpable al cual atribuirle todo lo referente y derivado de su enfermedad. Al no encontrarlo, se presentará mayor enojo, molestia e, incluso, más rencor y envidia.

Veamos este caso: David, paciente de 45 años, portador de linfoma, al acudir a la primera sesión, refería: "Es que yo no quiero esta enfermedad, no la quiero, no quiero estar enfermo ni que me den quimioterapia, tengo muchas cosas por hacer, soy muy joven para estar enfermo, siempre me he cuidado, he hecho ejercicio, no he tenido ninguna actividad mala, no le he hecho mal a nadie, y ¿porqué estoy enfermo?; que mejor se enfermen los que roban y violan, los que se drogan y matan; tengo un vecino, que es una mala persona, que sea él el enfermo, no yo. Me han dicho los médicos y mis amigos que debo aceptar la enfermedad, que debo verla como parte de mí, que debo aprender a vivir con ella, pero yo no quiero eso en mi vida".

La situación que presentaba David, en ese entonces, era que se le estaba pidiendo que aceptará algo que él no quería; en consecuencia, toda la retroalimentación o apoyo que recibía era percibido como presión, y para todas las personas que se encuentran en este proceso de **integración**, la diferencia entre apoyo y presión es muy reducida. Dependerá de la comunicación en la dinámica personal-familiar y social.

Con comunicación, no solo me refiero a pronunciar palabras y oírlas, sino, en este caso, a responder el "¿qué pienso, qué siento y a qué le tengo miedo?", ya que la capacidad de la comunicación psicológica nace de saber escuchar. Sí, del aprender a escucharse a sí mismo, y después a los demás. Y, al igual que ocurrió cuando definimos el sinónimo colectivo de cáncer, el "pensar", ante cada fase y proceso oncológico, se presenta diferente en cada uno de sus integrantes.

¿Qué pienso?

Vamos a otro caso: Raúl, paciente de 73 años, portador de un tumor en el cerebro, presentaba constantemente alteraciones en la percepción y conducta; se encontraba viviendo con su esposa, y sus tres hijas acudían todos los días para apoyarlo en su cuidado; pero era su esposa quien más contacto tenía con él.

Con el transcurrir de las semanas y el tratamiento, la condición de Raúl no mejoraba y su pronóstico no era favorable para la vida ni para la función (ser independiente). Dos de sus hijas abrigaban la esperanza de que ocurriera un milagro y que él se recuperara. La esposa estaba enfocada en cómo habían transcurrido el tratamiento y la evolución; era consciente de la actualidad de su cónyuge. Mientras, la otra hija no quería saber nada sobre la enfermedad ni de su avance, pero acudía a cuidarlo.

Al estar en sesión con cada una de ellas, manifestaron diferentes aspectos y sus preocupaciones. La esposa había iniciado el trámite funerario y arreglado asuntos pendientes de él. Las dos hijas se encontraban enfocadas en atender a su padre, llevándolo a consulta con médicos privados. Buscaban remedios naturistas, medicina complementaria y alternativa. Por su parte, la hija que no quería conocer el estado médico de su padre, estaba en común acuerdo con las hermanas, pero entre ellas mismas discutían y peleaban constantemente por las diferencias con su madre.

Cada una pensaba distinto ante un mismo hecho, "la condición de Raúl". Su esposa tenía un pensamiento racional, con discriminación de hechos y eventos. Las dos hijas, que anhelaban un milagro, presentaban un pensamiento con sublimación reactiva, es decir, desarrollaban atención selectiva con tendencia a minimizar hechos sobre el proceso de vida de su padre, además de la afectación por la enfermedad. Mientras, la otra hija estaba bloqueada y negaba la actualidad.

El problema en esta familia oncológica es que cada una de las partes involucradas hacía referencia a que su forma de pensar-actuar era el más acertado y el mejor para Raúl, y que los demás estaban equivocados, situación que generaba constantes fricciones, dificultades y discusiones en torno a él.

Durante la sesión con ellas, se trabajó el aspecto del **¿qué pienso?**, para mejorar su proceso de interrelación. No fue sencillo, debido a que cada una tenía que identificar y reconocer qué tipo de pensamiento se presentaba ante la misma situación. Una vez logrando eso, se procedía a identificar y reconocer lo que el otro pensara y por qué.

¿Qué siento?

Siguiendo con la familia de Raúl, abordé el **¿qué siento?** Cuando las personas me dicen "es que no quiero sentirme así, me siento mal", es completamente comprensible, pero aquí, les explico que lo contrario solo significaría que la persona portadora no es valiosa en su vida, pues ante **las situaciones comunes del proceso en toda familia oncológica, se presentarán sentimientos derivados que, en la mayoría de los casos, son de tristeza, soledad, impotencia, cobardía y nostalgia.**

Al haber reconocido qué es lo que uno piensa sobre la situación, se puede llegar a definir el "cómo me siento", ya que una vez distinguidos mis pensamientos y sentimientos, puedo llegar a trabajarlos.

La esposa de Raúl manifestaba: "Me siento triste, en ocasiones, desesperada porque sé que él ya no podrá estar conmigo; teníamos muchos planes juntos, y ahora sé que no los podré realizar; estoy haciendo todo lo que puedo por él, arreglando sus pendientes para que esté mejor, y también estoy viendo por mí, arreglando las cosas para que no tengamos problemas; a veces me siento muy impotente, pero, en el fondo, sé que no me ha faltado nada que hacer por él; estoy triste; sin embargo, sé que se tiene que ir en algún momento".

Referirle a la esposa de Raúl su proceso de su pensamiento, y su **¿qué siento?**, resultó de lo más acertado, ya que desarrollaría procesos y reacciones esperadas por una situación así. Ante esto, el enfoque de su pensamiento sobre su sentimiento será realista, pero no pesimista.

Ahora, enfocándonos en las hijas que se encontraban en la constante búsqueda de soluciones y consultas médicas alópatas, homeópatas, alternativas, complementarias, etcétera, al realizar la exploración sobre el "¿qué siento?", en primera instancia se presentaba mucha defensa en ellas. Preferían no hablar al respecto, y se enfocaban, nuevamente, en el proceso de un tratamiento curativo para su padre.

Siempre encontraban un escape o excusa para no permitírselo; ese es el problema en la característica del pensamiento con sublimación (es decir, derivar y hacer menos un aspecto), ya que mientras más se deriva o minimiza, a la larga, crece, se fortalece y daña más.

Las hijas de Raúl, al estar esperanzadas en un milagro, y al no permitirse reconocer el proceso médico de su padre, desarrollaban altos niveles de estrés que les permitían funcionar de forma acelerada, así como dormir y comer poco. El problema de esto es que la capacidad de concentración se ve afectada, y la resolución de dificultades, alterada directamente. Genera, a su vez, mayor irritabilidad e intolerancia en el sujeto que, al juntar una situación difícil y de desgaste, con problemas para dormir y poca alimentación, periodos de hiperactividad y pensamiento subjetivo sublimado (es decir, lleno de sentimientos que no quiere reconocer y, por lo tanto, desea reducir-evitar), se desarrolla presión, manifestada en estrés.

En suma, ante la incapacidad de lograr objetivos optimistas, impuestos por la misma persona frente a una situación de suyo desgastante, habrá frustración, enojo y rebeldía.

Las dos hijas presentaban alta reacción ante la exploración sobre su "¿qué siento?". En el fondo, percibían el avance de la enfermedad de su padre y, por mucho que hicieran, no lo podían frenar, hasta que llegó el momento en que ya no se contuvieron: "Me siento mal, me siento inútil, quiero encontrar algo para ayudar a mi papá, a que esté mejor, a que sea el de antes, me siento impotente, pero debe de haber algo que no haya encontrado para ayudarle, no me gusta verlo así, me siento mal y tengo miedo".

Cuando la hija de Raúl pudo manifestar ese aspecto, ya habían pasado semanas desde que se había intentado explorar el "¿qué siento?", y fue hasta que se presentó un desgaste marcado en su estructura psíquica, que pudo permitirse reconocer la pregunta e, incluso, la de **"¿a qué le tengo miedo?"**.

Una vez que se mencione ese punto, se debe recurrir a explorarlo, pero NUNCA a EVITARLO. Evadiéndolo se recurrirá al desgaste de forma automática, y generará una intención de falsa protección, porque el proceso de evitar solo conllevará a posponer lo inevitable, y cuando se desee continuar con la vida, todo lo que se ha pospuesto se presentará como un ancla que la limitará y estorbará para seguir adelante.

¿A qué le tengo miedo?

Para este aspecto, continuaré con el caso de las hijas de Raúl, pues así se puede explicar mejor. Cuando una de ellas mencionó su "¿qué siento?" y lo ligó, directamente, con su "¿a qué le tengo miedo?", no tuve que realizar más intentos para la exploración, debido a que se encontraba lista para expresar sus miedos. Solamente la induje para que comenzara a contenerlos y ajustarlos, a fin de que no se transformaran en procesos complejos de obsesión-compulsión o fobias.

Así lo manifestó: "Tengo mucho miedo, terror de ver a mi padre cómo se ha ido consumiendo, no puedo tolerarlo, no me gusta verlo así, yo lo recuerdo grande, fuerte, imponente, que nada lo detenía, y ahora hay que cambiarle el pañal, darle de comer en la boca, sacarlo en una silla de ruedas, cargarlo para ponerlo en ella; eso no lo tolero, me frustra mucho, es horroroso, eso no es vida".

Ante esta ventilación emocional, la hija era consciente de algunos aspectos de la vida de su padre, de que ya no era físicamente la persona que ella había conocido: "Yo lo recuerdo grande, fuerte, imponente, que nada lo detenía". Claro, la afirmación es errónea, porque esa realidad ya no era la actual. Al decir "lo recuerdo", hay conciencia sobre la persona, pero no ha realizado la integración del proceso actual de ella en su actualidad física y médica, situación que producía su conflicto.

Eso, automáticamente, aumentaba más el miedo y la intolerancia para reconocer el estado actual de su padre. Al tener conocimiento del "¿a qué le tengo miedo?", se puede realizar la discriminación de este, es decir, buscar si la causa proviene del pensamiento o del sentimiento.

Si emana del "¿qué pienso?" o del "¿qué siento?", nuevamente nos refiere a los miedos de la hija y al aspecto del "me frustra mucho, es horroroso, eso no es vida". Además de dirigirse a la vida de su padre, ella también aludía a la suya, ya que ante la notificación del proceso oncológico, su vida se había convertido en un ir y venir entre médicos y medicinas, en la búsqueda de una respuesta diferente a la que otros le habían dado sobre la evolución y el avance de la enfermedad, así como de la inevitable mortalidad.

El discurso de las hijas de Raúl y sus conductas "reflejas" (derivadas del pensamiento) mostraban la represión frente a la mortalidad de su padre, debido a que todas las acciones se enfilaban a encontrar una respuesta diferente a una realidad a la cual Raúl ya estaba destinado. Durante varias sesiones se trabajó con ellas para la concientización e integración del proceso de vida de su padre e ir comenzando a realizar la integración de su deterioro y muerte.

Por otro lado, al intentar realizar la exploración sobre el "¿qué siento?" y "¿a qué le tengo miedo?" de la hija que solo seguía a sus hermanas, se presentaba bloqueo emocional y negación. Esto se traduce en una gran represión de pensamientos y sentimientos, algo que limitaba mucho la convivencia armónica entre ellas.

Me refiero al bloqueo emocional porque la hija presentaba tal evitación al proceso de la enfermedad de su padre, que inició una represión de sí misma para no reconocer sus sentimientos y pensamientos. Como consecuencia, no se presentaron miedos, temores, relacionados con su padre. Alguien dirá "pues está bien", pero, como se ha mencionado, es inevitable el no desarrollar preocupación, miedo e incertidumbre ante el proceso oncológico de un ser querido. De no desarrollarse, se sospecharía que la persona no es un ser querido, sino un extraño. O se puede hablar de una gran represión que, a la larga, se rompería y podría llevar a un proceso o un brote más complejo que el de un trastorno en el estado de ánimo. Me estoy refiriendo a un proceso psicótico en la persona que se reprime.

Regresando a la hija que desarrollaba represión y evitación sobre la condición de Raúl, cuando este falleció, ese bloqueo emocional perduró un poco más de dos meses; sin embargo, el desajuste que desarrolló y presentó ella, fue mucho más complejo para el trabajo en salud mental, que lo que se tuvo que trabajar con la madre y las otras dos hijas. Ello se debió a que la hija que evitó y se reprimió, presentó un proceso más complicado que un duelo (integración de la pérdida) de su padre. En sesión recurría constantemente a presentar pensamiento pretérito: "Y si

se dio el distanciamiento entre ellas mismas, debido al favoritismo que presentaba el esposo de Ruth por la hija menor, a quien se le convirtió en el depósito del enojo y rencor generado por las otras dos hermanas.

Este tipo de pensamiento cerrado del esposo, le desarrolló más soledad y desesperación, con mayor enojo y rencor hacia las hijas. Derivó en desgaste y mucha fricción entre los integrantes de la familia, y se perdió la capacidad de escucharse y comunicarse, para compartir responsabilidades sobre Ruth.

Fue hasta que se realizó una sesión en conjunto, y se les invitó a escucharse y permitirse hablar entre ellos. Entonces se apreciaron razones, sentimientos, pensamientos y miedos sobre lo que ocurría en la familia: estaban perdiendo a la madre, pero aunque fuera la misma persona, representaba algo muy distinto para cada quien. Igual era para el esposo de Ruth, quien estaba perdiendo a su compañera de vida.

¿Porqué y para qué?... Preguntas ante cualquier tratamiento. Respuestas para recordarlas siempre

Estas dos preguntas solo puede contestarlas el paciente. Ambas están enfocadas a la exploración de los motivos reales por los cuales este aceptará o no su tratamiento, y decidir así el curso de su vida. Ello obedece a que en el proceso oncológico el portador es el único que debe disponer sobre sí mismo, en algo que repercutirá en las personas que se encuentren junto a él.

Jacinta, paciente de 56 años, con la enfermedad a nivel pulmonar, estuvo sometida a varios tratamientos con quimioterapia y cirugía, pero no mejoraba. Presentaba periodos en los que estaba controlada, pero volvía a presentarse una reactivación. Entonces, recibía más quimioterapia.

Al principio, se quejaba del tiempo que había perdido para que le dieran el diagnóstico; también del médico, de la enfermera y de todo el personal. Buscaba cualquier aspecto negativo en su tratamiento.

Se dio así el cambio de paciente a enfermo oncológico y al conocido ermitaño intolerante. Evitaba, pues, todo contacto con la sociedad, con sus hijos y con su esposo. Se concretaba solamente a ver a su hija y a enfrentar el medio sanitario. Limitó sus salidas de casa únicamente para ir al hospital y regresar, en espera de la siguiente cita.

Al momento de acudir a consulta, refería: "No le veo sentido venir con el psico-oncólogo, yo no estoy loca ni nada de eso, de lo que me quejo es que siempre estoy enferma y me la paso entre médicos y hospitales, nadie me entiende, ya estoy cansada de todo esto, ya no quiero luchar, ya no quiero seguir, no le veo sentido, todo lo que hago está mal o no me ha dado nada bueno".

Jacinta era una mujer con un proceso oncológico de cuatro años de evolución, con múltiples intentos de rescate, pero la enfermedad era bastante fuerte. Se trabajó con ella sobre el proceso de integración de su enfermedad, así como con los cambios en su vida personal, marital y familiar. Se realizó la exploración-confrontación, con base en el porqué seguir con el tratamiento y por qué se sometía al proceso de quimioterapia. Ella se limitaba a contestar: "Pues, para vivir". Ello nos llevó a otra pregunta: ¿Para qué vives, para recibir la quimioterapía?

Esta pregunta puede dar una respuesta obvia en cualquier persona, pero tiene otro objetivo, ya que el ser humano siempre pasará por alto todo lo que le es obvio. En realidad se espera que el paciente realice una introspección, una autoconfrontación; es decir, un simple cuestionamiento para generar el reflejo de sí mismo e iniciar el proceso de conocimiento y esclarecimiento de su omisión-negación.

Jacinta respondió: "Pues, para poder estar con mi hijos, verlos realizarse y verlos crecer, saber que están bien y que les irá bien en la vida". Esta respuesta puede ser verdadera. La paciente ha manifestado su voluntad e intensión, pero no queda aquí el proceso de intervención, sino apenas comienza, ya que se realiza nuevamente otra confrontación.

Al contrastar el proceso que ha presentado y el desarrollo para interactuar con las personas que ha mencionado, se confronta la realidad actual con la descrita por Jacinta (y no me refiero a que el paciente presente alteración en su percepción o estado de conciencia), porque una cosa es lo que dice y otra lo que hace.

Nuevamente, al efectuar la confrontación sobre el tipo y forma de interacción, se somete al paciente a un autorreflejo sobre su evolución y actualidad. Es decir, Jacinta manifestaba que quería estar y ver a sus hijos, pero lo que realmente estaba haciendo era alejarlos y alejarse de ellos, sin darse cuenta. Este aspecto se puede analizar más profundamente mediante la formación reactiva; pero será tema a tratar en otro libro.

El llanto... ¿Llorar es debilidad o depresión?

Recuerdo otra ocasión, en particular, en la que se me presentó Jaime, un paciente que me especificaba: "Humberto, quiero ser fuerte y no quiero llorar, porque cuando lloro me siento mal, me siento débil, y no quiero que los demás se sientan mal; además, llorar no es de hombres, es de niñas".

Hice una pregunta: "¿Qué tal la soledad, te gusta sentirte solo y generarte más soledad?". El hecho de negarte a llorar es no sacar y expresar lo que estás sintiendo. Una persona expresa su molestia, inquietud o miedo mediante palabras o con un escrito. Si está feliz, lo demuestra con risas. Incluso, puede derramar lágrimas al no poder parar de reírse. En algunos casos, he conocido quienes han llegado a perder el control del esfínter por un ataque de risa sin control.

El llanto corresponde solo a la expresión de un estado de ánimo. En el caso del proceso oncológico puede corresponder a la expresión de la tristeza, y es una emoción que puede estallar en cualquier momento.

Se trata de un sentimiento necesario y recomendado que se manifieste; pero aquí se cruza un problema social: existen personas que no saben cómo llorar, pues han sido enseñados o condicionados a que el llanto es una manifestación de debilidad y, por consiguiente, que es negativo o malo

Así las cosas, puede plantearse la siguiente afirmación: El ser humano es capaz de soportar mucho castigo emocional, y más la mujer, debido a que ella se permite más libremente la identificación y expresión de sus sentimientos. Es un ser más flexible en su estructura psíquica. Con ello recibirá y generará menos daño.

Por lo anterior, siempre planteo la analogía entre el roble y la espiga: al primero, por grande y fuerte, el viento solo logra agitarle sus ramas, mientras que a la segunda, por delgada y flexible, únicamente la dobla, pero no la llega a romper. Incluso, durante un tornado o huracán la espiga sobrevivirá por su flexibilidad. En cambio, el poderoso roble podría terminar arrancado de raíz.

Esta comparación, sencilla y acertada, logra su cometido de notificar al paciente sobre el daño que a sí mismo se puede evitar. Ante este tipo de situación represiva, también realizo otra comparación sobre el proceso del llanto, como medio terapéutico.

Pensemos en una olla a presión, la cual puede soportar grandes temperaturas sobre el fuego, gracias a que libera vapor; sin embargo, si eso no ocurriera terminaría por explotar. Algo semejante ocurre con la persona que no suelta sus sentimientos. Llegará un momento en que estallará en su estructura psíquica. Con ello, retardará considerablemente su recuperación. Con este par de analogías, puede recapacitarse sobre el mecanismo de llorar frente al proceso oncológico.

Regresemos al ejemplo con Jaime. Cuando, por fin, se permitió llorar, volvió a la consulta, y me reclamó: "Humberto, ahora ya no puedo dejar de llorar, lo hago mucho y por muchas cosas; me siento bien, pero es que ahora ya no se cómo parar".

El problema que presentaba Jaime era que, durante la mayor parte de su vida, se había negado la facultad de sentir. Llegó a reprimir todo sentimiento presente en él. Ahora, en cambio, al enfrentarse a cualquier situación difícil, desarrolló, a la fuerza, el poder de la ventilación emocional. El paciente inició así su proceso de asimilación-integración y la restructuración en vida.

Es simple: al enfrentarse a algo, que en un inicio es percibido mucho más grande y fuerte que uno, el ser humano se obliga a la adaptación. De no hacerlo, desarrollará alteraciones en su estado de ánimo que lo afectarán.

Y, con ello, planteamos otra pregunta:

¿Entonces, es bueno llorar?

Para que tú mismo encuentres la respuesta, solamente me queda explicar cómo y cuál es el proceso del llanto: Cuando una persona permite que este fluya, desarrollará algunas reacciones físicas, entre ellas, las más comunes son: enrojecimiento e hinchazón de los párpados, posible dolor de cabeza y, poco a poco, una sensación de cansancio. A esto se le considera "lágrima curativa", porque, durante esos momentos, la persona experimentará liberación, debido a que se permitirá expresar y sacar todo lo que está sintiendo. Una vez que cesan las lágrimas, se quedará dormida y descansará. Este es un descanso producido e inducido por la misma persona, de forma natural. Puede establecerse, pues, que el llanto es una ventilación emocional. Y, por supuesto, está bien y es positivo llorar. Es más, se trata de un proceso terapéutico.

Quiero llorar solo

Este proceder es bueno en soledad, porque surgen momentos de reflexión en cuanto al sentir y qué decisiones debes tomar sobre algo en concreto. Este actuar se conoce en psicología como el "proceso de introspección". Y es fundamental ante el factor oncológico, pues ayuda a la persona a ventilarse emocionalmente y así poder seguir confrontando cada uno de los aspectos oncológicos.

Pero, claro, todo tendrá siempre sus excepciones. Quien llora en soledad, no compartirá sus sentimientos y pensamientos con las personas de su entorno, quienes vivirán un proceso semejante. Por consiguiente, el llorar de esta forma, sirve para ventilarse emocionalmente y encontrar respuesta a muchas preguntas, así como emprender acciones frente a las situaciones que se presentan.

Asimismo, llorar con otra persona, es bastante sano, porque se comparten sentimientos y emociones que, muchas veces, es imposible manifestar con palabras. Compartir las lágrimas resulta bastante reparador, ya que no hace falta desgastarse para encontrar frases que expresen nuestro sentir.

El problema de compartir el llanto es que, muchas veces, a las personas les es difícil ver las lágrimas de un ser querido, y recurren a intentar consolarlo, y al cortar el proceso de ventilación emocional, causan un gran daño. Por supuesto, actúan de buena intención, pero el efecto de su represión conduce a que su familiar se sienta más solo.

Así que, si estás leyendo esto y te ves identificado, no te culpes por lo realizado con ignorancia bien intencionada. Ahora ya sabrás que el acompañar a tu familiar en un llanto, permitiéndole llorar, será lo más benéfico para los dos.

Quizá te preguntarás: "¿Entonces, lo dejo llorar, y solo lo veo? NO, no seas radical. Eso es abandonar. Sin decir nada lo podrás abrazar y sostener físicamente, mientras se desahoga, y si logras compartir el llanto, le ayudarás mucho más. Muchos pacientes me han manifestado que, al verse llorando frente a otra persona, se sienten vulnerables. Así que, con tu silencio, pero también con tu apoyo físico, le darás una gran ayuda. Y si no toleras el llanto, te sugiero que desde el inicio te apartes un poco, con la finalidad de que le des el espacio suficiente para que pueda expresar y sacar su pesar. Sin embargo, te sugiero que trabajes para ampliar esa tolerancia que les ayudará a los dos a llevar mejor esta etapa de su vida.

Cuidador principal

¿Quién es esta persona? Es la más castigada, olvidada y recriminada del proceso oncológico. Se trata del cuidador principal. ¿Y por qué es él? Porque siempre piensa en y por el paciente. Todas las preguntas y respuestas están enfocadas hacia él, para la búsqueda y obtención de su beneficio. Sí, solamente se le observa a él.

Cuando se diagnóstica la enfermedad, la mayoría de las personas piensan en la persona portadora de la enfermedad. En este aspecto, nuevamente, se cae en otro error: pensar en singular, cuando, en realidad, estamos ante una enfermedad PLURAL. Sí, en MAYÚSCULAS, ya que el **portador es una sola persona**, pero el paciente son todas las personas que se encuentran involucradas en su vida.

Claro, en el momento del diagnóstico, el cuidador principal todavía no se ha definido. Se presentará, de forma dinámica, durante el transcurso de la enfermedad y del tratamiento. Puede ser cualquier persona, pero en mi experiencia con los pacientes oncológicos, siempre se ha caracterizado por ser alguien del sexo femenino la que asume este rol. No importa que sea la esposa, madre, abuela, hija, hermana o prima.

Para este personaje fundamental, cualquier cosa que contenga este libro, será poco. ¿Por qué? Por la sencilla razón de que será él quien mueva, cargue, empuje o arrastre el factor oncológico y psicológico en la vida del paciente. Estará, en la mayoría de las veces, atentando hasta contra su propia vida, de forma pasiva, sin siquiera percatarse de que casi actúa muerto en vida.

El cuidador principal aparecerá ante las necesidades de la misma situación. Procurará apoyar y ayudar al paciente en todo lo que este no logra concretar. Será testigo de todos los cambios que se presentarán en la vida del portador. Recibirá todas las noticias, incluso antes del mismo interesado. Será el filtro, en la mayoría de las ocasiones, entre el personal sanitario, el paciente y la sociedad. Resolverá pendientes en la vida del paciente para quitarle el peso de problemas, malestares y preocupaciones

¿Designado o resignado?

Dentro de toda familia o tipo de relación siempre se presentará una persona que hará más, sin que se le pida. Es alguien interesado en el bienestar de los demás. Llegará, incluso, a anteponer su bienestar con tal de beneficiar a otro. Hasta renunciará a sus propios objetivos y metas.

¿Y eso es **malo**? La respuesta dependerá de quien haga la pregunta. Si es quien recibe todo el beneficio, en su respuesta siempre dirá que "es bueno". Si quien interroga es la persona que otorga todo el beneficio, posiblemente también afirme que "está bien el dar todo por los otros", pero ello generará una codependencia de las dos figuras en sí mismas, debido a que, tanto una como otra, estarán al pendiente de las decisiones o reacciones de ambos. De manera que limitarán su mutua libertad.

Aplicando lo anterior al cuidador principal, con la intención de buscar el beneficio de su paciente, aquel recurrirá a la búsqueda de soluciones, en lugares que nunca se le hubieran ocurrido. Comenzará una labor interminable para lograr el bienestar de su familiar. Llegará a olvidar su propio bienestar: "Con que él esté bien, me doy por satisfecho".

Pero, **¿qué es lo que necesita un paciente oncológico para estar bien?** La respuesta no es nada sencilla, ya que la pregunta es plural, pues está enfocada al paciente oncológico, no al **familiar; en particular, al portador de una enfermedad oncológica.**

Se presenta aquí la constante búsqueda del bienestar del paciente portador y la recepción de todas las respuestas o soluciones ante las necesidades que se cree que tiene los pacientes oncológicos. Se da una saturación de estímulos en el paciente y una sobreexigencia al cuidador para que le brinde bienestar. Las respuestas de aquel, nacen ante las necesidades del cuidador. Por consiguiente, las necesidades reales del paciente nunca serán saciadas y el cuidador presentará sentimientos y pensamientos de "inutilidad".

Sandra, hija de un paciente portador de cáncer de próstata, me refería en consulta: "Ya no sé qué hacer, ya no sé qué decir, no sé cómo hacerle para que él esté bien, que él se sienta bien". Este es un ejemplo de la sobreexigencia que se estaba desarrollando en la dinámica de relación entre ella y su padre. Sandra, había recurrido a hacer todo lo que estaba en sus capacidades físicas, mentales y emocionales para lograr el bienestar de su papá. Llegó al punto de intentar adivinar o anticiparse a cualquier posible reacción futura o evento de su padre.

Por tanto, él, al haber iniciado su tratamiento activo, no solamente había iniciado la recepción de la medicina alópata, sino que estaba recibiendo toda la retroalimentación de su hija como una forma de solucionar y solventar cualquier necesidad que se le pudiera presentar.

Se limitó, así, a recibir solamente de Sandra, y no de nadie más. Esto ocurre cuando al paciente se le ha malacostumbrado o malcriado a que se le tienen que solucionar sus necesidades, sin importar los requerimientos de la vida cotidiana y la capacidad de tolerancia. El nivel de frustración también se ve reducido en el paciente portador de la enfermedad.

Cuando en esa dinámica de la pareja oncológica (paciente portador y cuidador principal) se introducen a otras personas, sean hermanos, padres o hijos, se intentará realizar un apoyo para el cuidado del paciente portador; pero, al ser esporádico e inconstante, el paciente limitará ciertas actividades y cuidados de estos. Recurrirá a solicitar solamente a su cuidador principal, y alimentará, aún más, la dinámica y el control sobre este.

Por su parte, la sociedad, al recibir esta retroalimentación de limitación y su autolimitación para enfrentar ciertas reacciones y situaciones con el paciente, recurre a derivar toda responsabilidad, atención y trabajo en el cuidador principal. Para ello, presenta justificaciones: "No le pude cambiar el pañal porque papá prefirió que tú lo hicieras, porque tú lo haces más rápido y mejor que yo". (Hermana de Sandra).

Ante este tipo de reacciones a nivel personal y social (paciente portador y familia), por lo general, el cuidador recurre a ser condescendiente y termina por realizar la actividad o acción delegada. Esto, a la larga, maximizará la dependencia del paciente y de la sociedad sobre el cuidador principal. Se traducirá así: **Lo que es una buena acción, pasa a ser una obligación.**

Cuando Sandra requería salir a algún sitio, tenía que solicitar el permiso de su padre y contar con la aprobación de sus hermanos, siempre y cuando alguno de ellos fuera a cuidarlo, lo cual resultaba problemático, debido a que todos sus hermanos tenían actividades planeadas con sus respectivas familias.

Solamente cuando uno de los hermanos podía otorgarle un par de horas a la semana para atender a su padre, Sandra realizaba actividades sociales y recreativas; pero al ser la encargada del cuidado, únicamente ella conocía y sabía los horarios de las medicinas, comidas y del cambio de pañal.

Así que cuando salía, no pasaba mucho tiempo antes de que fuera llamada por el celular para que diera indicaciones o explicara dónde se encontraba y cuánto tiempo tardaría en regresar a la casa, ya que había que inyectar, cambiar o darle de comer a su padre. "Solo ella sabe hacerlo y no me lastima", afirmaba él.

Este caso ilustra muy bien la dinámica simbiótica entre el paciente oncológico y el cuidador principal, donde la sociedad ocupa un lugar de espectador. El apoyo de esta será esporádico e inconstante, y cuando el cuidador principal desee algo de libertad, la misma sociedad y el paciente no se lo permitirán. Al contrario, mantendrán la situación como se encuentra.

¿Críticas u opiniones?

Cuando el paciente opta por la reclusión, limita su contacto con el medio que le rodea, desarrolla encierro y reduce su interacción social a medios sanitarios, como clínicas, hospitales o consultorios privados. Entonces, su único medio de interacción serán las pocas visitas que permita o tolere en casa.

Al caer en este error, se presentará, a la larga, o puede que ya esté latente, lo que se ha definido como "enfermo oncológico", con todas las características clínicas que conlleva: trastornos de conducta o del estado de ánimo, derivados del perfil de personalidad y de los tratamientos oncológicos. Es aquí, cuando, en muchas ocasiones, el paciente, al no poder controlar nada de lo que él conocía antes de la enfermedad o del tratamiento, solo le queda el control o manipulación de su CUIDADOR PRINCIPAL.

Muchas veces, el paciente toma decisiones o acciones que solo están encaminadas a manipular y ofender al cuidador.

Veámoslo con otro caso: Rubén, paciente masculino, portador de cáncer de laringe, en tratamiento activo con radioterapia y, anteriormente, sometido a una langectomía, que le costó perder la capacidad de hablar. Había desarrollado diversos episodios depresivos después del proceso quirúrgico, pero durante el tratamiento con radioterapia, se incrementaron en intensidad y en tiempo. Aunado a la reducción en su ingesta de alimentos, y el efecto secundario por la radioterapia, se desarrollaron mayores alteraciones en su estructura psíquica. Así que su hija se dedicó a cuidarlo, sin considerar el apoyo que le podían brindar sus hermanos y la propia pareja de Rubén.

El problema fue que, a la larga, su hija se encontraba deteriorada en el aspecto físico, emocional y mental. Ya no confrontaba las exigencias de Rubén, a fin de no caer en molestias y enojos. En consecuencia, se volvió demasiado condescendiente y permitió todo tipo de abusos. Por ejemplo, él se rehusaba a interactuar cuando ella le hablaba; fingía no escucharla o verla; le arrojaba la sopa cuando no le gustaba o porque estaba muy caliente; le arrojaba las servilletas con flemas, porque se había tardado en acudir cuando la llamaba; se hacía del baño, inmediatamente después de que su hija le había cambiado la ropa o la cama. Además, se rehusaba a bañarse, y una vez que su hija lo aseaba, enseguida volvía a ensuciarse...

En una ocasión, al llegar los otros hijos de Rubén y verlo en ese estado, la reacción fue contra ella. La culparon por no realizar bien sus tareas de cuidadora. Criticaron las condiciones en las que estaba el paciente e hicieron caso omiso de la condición de deterioro en la que se encontraba ella.

La historia se repitió en cada visita de sus hijos. Rubén aprovechaba para acusarla de lo que no había hecho por él. Con este proceder generaba mayor tensión en la relación entre hermanos. En tanto, ellos únicamente se fijaban en los aspectos de su papá, sin percatarse del mal estado de la cuidadora principal.

Con el ejemplo anterior, hemos visto la modificación familiar-social, en el aspecto negativo, ante el proceso oncológico, cuando una sola persona se hace responsable del completo cuidado y bienestar del paciente. De esta forma se cae en el error de no permitirle a la persona que inicie su proceso de reconocimiento e integración sobre su enfermedad y proceso actual de vida, pues al hacerle todo para lograr su bienestar, se le quita su principal obligación como persona: vivir. Ello se debe a que el paciente recurre a vivir a través del otro, pero, pasiva y paulatinamente, "mata", a su cuidador.

También se presenta el "fenómeno del bulto", es decir, las reuniones en la casa del paciente y del cuidador: los familiares llegan únicamente con la expectativa de ser agasajados. El problema es que la persona que los atenderá, es el cuidador principal, quien tiene que encargarse de todos los preparativos y también de la limpieza del lugar, al final de la reunión. Todo ello, sin dejar de atender al paciente.

Al dar el diagnóstico a las personas que se encuentran en proceso oncológico, siempre se desarrollan pensamientos y sentimientos encontrados sobre la situación. La reacción de cada uno, dependerá de la forma en que ha enfrentado cada momento de cambio en su vida. Es decir, hay muchas personas que posponen los eventos a los que se tienen que encarar. Con eso intentan minimizar el hecho u olvidarlo. En contraste, hay quienes se dedican de lleno a trabajarlo para darle la mejor solución.

Así que cuando se recibe la notificación sobre el proceso oncológico, las reacciones serán tan diversas como personas hay en el mundo, pues cada paciente responde de forma distinta. Además, nadie será el mismo después de recibir el diagnóstico.

Mito: Enfermedad oncológica, igual a enfermedad terminal

La enfermedad oncológica puede ser crónica, vitalicia y terminal. ¿Por qué argumentar esto? Todos los pacientes, al ser diagnosticados, presentan reacciones diversas, pero estas quedarán supeditadas a la etapa de vida en que se encuentren. No me refiero a la edad cronológica, sino a la fase de desarrollo psicológico y a los objetivos que en su vida haya logrado alcanzar o hubieran sido aplazados antes del diagnóstico. De ahí se determinará si para el paciente esta enfermedad puede ser considerada como terminal o, simplemente, crónica.

Ello dependerá mucho de la fase en que sea diagnosticado el mal y el tipo de tratamiento al que será sometido el paciente. Muchas veces me ha tocado trabajar con personas para quienes el diagnóstico fue precoz y el tratamiento acertado; sin embargo, la evolución no fue la esperada y, de pronto, el procedimiento curativo se torna un paliativo con la intención de reducir molestias y alargar la vida. Aun así, esto no quiere decir que el paciente se encuentre reducido a un par de meses o años de vida.

Así, pues, la enfermedad oncológica puede ser considerada como mortal por un paciente, si es que este se ha establecido muchos objetivos y los ha pospuesto, o ha evitado realizar en su vida tras renunciar a ellos. Entonces, al recibir la notificación de su enfermedad, sin importar lo avanzada que se encuentre, recurrirá a percibirla como mortal, debido a que no ha realizado su vida, sino que solo se ha dedicado a sobrevivir.

Al recibir esta cubetada de agua helada, podrá recapacitar y retomar lo que ha pospuesto, en espera de que sea consciente sobre el tiempo que le llevará realizar aspectos muy elaborados o que ya no estén a su disposición, porque serían —como se mencionó en al inicio de este libro— "sueños" o "metas".

En muchas ocasiones, ocurrirá todo lo contrario, debido a que hay personas que, al evitar y posponer su vida, en el momento de recibir esta notificación, recurren a cerrar su tiempo y existencia. Se lamentan, entonces, por todo aquello que no han logrado realizar y que, según ellos, ya no podrán llevar a cabo porque están muy enfermos, y se reducen a morir en vida.

Continuando con este mismo apartado, y con la experiencia que llevo de trabajar en la salud mental, puedo asegurar que, cuando una persona, que ha gozado su tiempo, realizado sus metas e, incluso, ha podido ver algunos sueños hechos realidad, en el momento de notificarle su enfermedad —sin importar la fase en que esta se encuentre—, continuará su proyecto de vida. Percibirá la enfermedad como una etapa más en su existencia e iniciará lo que, comúnmente, en psico-oncología se le conoce como "proceso de cierre de ciclos". Será una persona con pensamiento racional y se permitirá disfrutar de su existencia.

Error: Calendarizar tu vida

Cuando se notifica el pronóstico al paciente, y se toma un calendario para marcar el "día cero" del tiempo estimado por el experto, se reduce la vida a una cuenta regresiva de meses o años. Entonces, comienza su muerte calendarizada, porque solo planifica conforme a ella y se olvida de vivir. Este es el carácter de la mortalidad en el cáncer, pues la persona se dedica a contar las horas, días, semanas…, pero no a invertir su tiempo.

Cáncer y religión

A lo largo del tiempo que he trabajado en salud mental con los pacientes y sus familiares, me he encontrado con personas de distintas religiones, y he podido advertir su acercamiento, alejamiento o, incluso, cambio de fe. Y se entiende, pues el ser humano tiene la necesidad de creer y aferrarse a algo o alguien, pero, ante el proceso oncológico, desarrollarán modificaciones en su pensamiento e ideología.

Este planteamiento también se deriva de la pregunta **¿por qué a mí?**, desde el inicio del proceso oncológico y durante el transcurso del cambio psicológico en el paciente para su reintegración. Es el momento en que podrá llegar a cuestionar su ideología, se preguntará acerca de si su conducta ha sido acorde con su religión, códigos, reglas y estatutos.

Recuerdo que hace un par de años tuve un paciente muy particular. Era un representante de la fe, y cuando llegó a mi consulta se encontraba sumamente molesto con su ideología y, sobre todo, contra su deidad.

Cuestionaba por qué estaba enfermo: "No entiendo por qué debo de estar así, no he hecho nada malo, he sido una persona que ha vivido con respeto a las leyes de mi Dios".

Lamentablemente, este paciente se encontraba en una situación de mucho rencor contra su religión, enojado contra toda situación, y no permitió lograr un abordaje total sobre el aspecto de su salud mental. Al comienzo, pensé que, con esa actitud de molestia y rencor, estaba desperdiciando su tiempo, porque se empeñaba en señalar a un culpable que no era.

Recordé, entonces, lo que otro paciente me comentó y que nunca olvidaré: "Mira, Humberto, Dios hace y dispone; te podrás preguntar y cuestionar; le podrás cuestionar y recriminar, pero solo él sabe por qué te pasan a ti las cosas, y cuando lo logres aprender, sabrás por qué Dios te lo ha enviado a ti; así que solo te puedo decir: Dios te envía todo lo que sabe que tú puedes soportar".

Cuanta verdad existe en esas palabras, pero el problema que hay con esa verdad es que para poderla aprender te tiene que doler —en cuestiones emocionales y psicológicas, no físicas—, pues ese dolor modificará patrones de pensamiento y estructurará otros, contrarios a los que puedas tener hoy.

Ese cambio será para bien. Te obligará a cambiar —de forma emocional— lo que hoy te daña de forma pasiva, y adquirirás (aprenderás) lo que necesitas para que deje de dolerte.

En una ocasión, al estar en sesión con una paciente que tenía cáncer de mama recidivante, me contó que su esposo había tenido un sueño muy particular, en el cual le había reclamado a su Dios por la nueva enfermedad que presentaba su esposa, y, en el sueño, le ofrecía su vida a cambio de la salud de ella.

Me comentó que en el mismo sueño el Dios de su esposo le contestó: "No me pidas que tome tu vida a cambio de la de ella; mejor, entrégale la vida que te he dado para darle lo que en vida no le has otorgado".

Sin duda, palabras muy directas y ciertas, porque, en muchas ocasiones, me he encontrado con el infortunio de que los familiares del paciente se lamentan por la enfermedad de este, y desperdician su vida en el alcohol u otras adicciones, con la justificación de que su ser querido se encuentra enfermo y en un constante desgaste, pero este se genera, en mayor parte, por la destrucción autojustificada de su familiar, y causa más daño que la enfermedad o el tratamiento.

Así que, si tú, familiar, estás leyendo esto, NO justifiques tu adicción con la enfermedad y el padecimiento de tu paciente, porque el desgaste y la destrucción los estás generando tú.

Quédate con esta afirmación: "Tu vida, para entregarla a tu familiar"… Es decir, invierte cada segundo, cada minuto… Pero no te lamentes por lo que no quisiste hacer cuando pudiste.

Ante esto, me he encontrado con muchas personas que rencuentran su camino en la religión, a veces, en su fe de origen. O bien, en esa búsqueda —para mitigar el dolor—, hallan respuestas en otra puerta, que anteriormente negaban que existiera. Eso no es malo, siempre y cuando sea por convicción propia del paciente o de su familiar. En pocas palabras: el factor oncológico también genera un cambio en la ideología.

Segunda parte:

La confrontación

*"La persona que vive de su pasado,
aborrece su presente y tendrá terror por su futuro".*

Tratamiento

Nada es cien por ciento seguro en esta vida. Perdón, corrijo mi afirmación, lo único garantizado es la regla de nacer-morir, pero solo en el aspecto físico, pues en lo moral y humano somos y seremos inmortales mediante las personas que hemos tratado en nuestra existencia, para ser recordados por nuestros aportes, buenos o malos.

Cito lo anterior porque, debido a que ninguna persona es totalmente buena o mala. Todos, en algún momento de nuestra vida, realizamos actos de una índole u otra. Aun así, la persona será inmortal. Ello dependerá de qué tan frecuente sea recordada o citada por los demás.

En mi experiencia con el tratamiento alópata (medicina convencional), muchos de los pacientes, durante su tratamiento activo, manifestaron: "Estaba mejor antes de que me pusieran la quimioterapia; quedé mucho peor después de la cirugía; no estaba así y con la radioterapia quedé muy mal".

Como se ve, el paciente recurre a comparar todos los efectos secundarios y las secuelas presentadas, de carácter inmediato al tratamiento, sin valorar el aspecto a largo plazo en su vida. Es decir, hacen caso omiso del beneficio que conlleva el procedimiento activo alópata.

Al saber que la enfermedad no es un virus ni una bacteria, sino una alteración genética a nivel celular, con una proliferación de células que crecen, se desplazan y destruyen, de forma local y a distancia, el tratamiento se encuentra enfocado al control y eliminación de esa falla genética, y busca el mayor beneficio y el menor daño posible.

Por consiguiente, evidente e inevitablemente, se presentarán cambios y efectos secundarios en el cuerpo del paciente al recibir el tratamiento alópata. Son cambios que dependerán del tipo, forma y localización del tumor, así como del avance de la enfermedad.

Muchas veces, el paciente o el familiar se comparan con otros casos, pero no son del todo realistas, o mejor dicho, no son nada realistas.

Para ilustrarlo, recurro a lo manifestado por María, una paciente: "Es que en la sala de espera hay muchas personas con cáncer de mama, y veo que ellas están bien. Una vecina también tuvo cáncer de mama y le fue diferente que a mí".

Esta comparación no presentaba mayor fundamento. Señala el cáncer de mama, pero ¿qué **tipo de cáncer**?, ¿cuál era el estadio (avance de la enfermedad)?, ¿qué **tratamiento** (quimioterapia, radioterapia) y a qué tipo de evento quirúrgico fueron o serán sometidas? o ¿se presentaba **dolor** en las pacientes?

Estos tres elementos son denominados Factores de Alteración del Trinomio Oncológico o Factores de Alteración Intrínsecos Oncológicos.

Tampoco hay que olvidar los demás componentes de alteración externos al Trinomio Oncológico: familiar, estado social, estado económico, laboral y preferencia religiosa. **Eso no fue tomado en cuenta por María al realizar su comparación.**

Complementario vs. alternativo

Este es otro factor, y es uno de los más delicados, ya que dependerá del tiempo que transcurra, desde el diagnóstico hasta el inicio del tratamiento. Y no me refiero al factor médico, sino al tiempo derivado de posponer, evitar y argumentar que se desea iniciar la búsqueda de una tercera, cuarta o quinta opinión; o, en el peor de los escenarios, cuando las personas recurren a tratamientos alternativos (los cuales especifican que toda atención médica alópata debe ser suspendida y evitada).

Los tratamientos alternativos aseguran que pueden controlar e, incluso, erradicar todo mal del cuerpo. Lamentablemente, cuando la persona recurre a estas vías, desperdicia un tiempo vital, y se empecina en un tratamiento, cuyo único fin es el lucro para la persona que lo aplica, sin descartar la eventual muerte del paciente.

Quimioterapia

El día de la primera quimioterapia es de introspección. Coloquialmente hablando, es "cuando te cae el veinte"; sin embargo, muchas personas han evitado el proceso, lo han hecho menos, no le dan la importancia adecuada. Es aquí, ante la primera sesión del primer esquema de tratamiento, cuando reciben su cubetada de agua helada.

Esta afirmación es para todos los pacientes que, como proceso de tratamiento oncológico activo, comienzan con la quimioterapia, porque el estadio de su enfermedad así lo requiere. No obstante, cuando el paciente ya ha pasado por una intervención quirúrgica o sesiones de radioterapia, la reacción es distinta a la cubetada inicial de agua helada. Con esto me refiero a que recibirá cubetadas en cada proceso del tratamiento oncológico activo, y al ser varias, también lo serán las reacciones esperadas, tanto en el portador como en el paciente espectador (CP o familiares).

Quimioterapia para el paciente

En la mayoría de las ocasiones, el paciente, al tener que iniciar su tratamiento activo con quimioterapia, se enfrentará a cambios significativos. Para ser más sencillo y directo, presentará cansancio, mucho cansancio, tanto, que hasta el simple hecho de mantenerse despierto será bastante difícil, eso, sin mencionar el malestar bucal: "Es asqueroso, todo sabe amargo, o no tiene sabor, incluso la saliva sabe mal". A ello, sumemos el malestar estomacal, náuseas y vómitos, más lo que en salud mental se conoce como condicionamiento clásico. Es cuando la persona liga los estímulos de la quimioterapia (aversivos): algún olor, color, lugar o, incluso, personas (algo común en la vida del paciente).

La mayoría de los pacientes, ante este tipo de tratamiento, presentarán este fenómeno de condicionamiento, porque generará cambios fisiológicos y químicos, como la incómoda náusea y vómito.

De manera que, al pasar las líneas del tratamiento y ser sometido a más sesiones, el paciente —de forma inconsciente—, comenzará a ligar estímulos del hospital y de la quimioterapia con sus efectos secundarios inmediatos. Por ejemplo, si la quimioterapia que recibe es de tono rojo oscuro, al ver un líquido de ese color, como el agua de Jamaica, manifestará náusea y vómito. Incluso, sucederá con el solo hecho de escuchar las palabras "agua de Jamaica".

Recuerdo lo que me manifestaba una paciente: "Humberto, ya no puedo tomar o ver el agua de Jamaica, porque me da mucha náusea y llego a vomitar, sin motivo aparente; es muy incómodo, porque no puedo ir a restaurantes y ver que tienen agua de Jamaica en la mesa, porque me siento mal". Este es un ejemplo sencillo de lo que se presenta como condicionamiento, durante y luego del tratamiento con quimioterapia.

El paciente también se va a condicionar con los olores del hospital, los de la unidad de oncología médica y hasta del perfume del personal que aplica la quimioterapia. Hay quienes, con el simple hecho de percibirlos, desarrollarán periodos de náusea y vómito.

Incluso, hay personas que se condicionan al lugar: cuando escuchan el nombre del hospital o pasan cerca de este, o saben que tienen que acudir a una consulta, sin que tengan que recibir un tratamiento, presentan náusea y vómito, por ese solo hecho.

El tratamiento para este fenómeno es un poco molesto, porque se debe realizar la desensibilización al estímulo mediante la exposición gradual al agente condicionado.

Otro efecto sencillo de ver y percibir es la famosa alopecia (pérdida de cabello), causa secundaria de la quimioterapia; pero no todos los pacientes la sufren. Eso no dependerá de lo optimistas que sean, sino del tipo y esquema de tratamiento con quimioterapia que estén recibiendo.

Así que, no por "muchas ganas" que le ponga el paciente, se sentirá mejor. Ello quedará sujeto a qué tanto se ayude con la alimentación e hidratación. Aquí, nuevamente, encontramos otra situación: cuando se aplica el tratamiento con quimioterapia, el paciente tendrá muy poca hambre. Siempre que le preguntamos si ha comido, él o su familiar, responde: "Es que no tengo hambre", cuando, en realidad, no se realizó esa pregunta, en específico.

El principal problema de la quimioterapia es el efecto tóxico que genera en el paciente, y si no realiza una hidratación constante, su cuerpo presentará mayor desgaste, sin olvidar que la única fuente de ingresos energéticos es la ingesta de alimentos.

"Es que no tengo hambre". (Explicación)

El problema con el paciente en quimioterapia, o que ha pasado por ese tratamiento, es la reducción de ingesta calórica. Ha mal acostumbrado a su estómago a no trabajar en la digestión de alimentos, aunado al condicionamiento clásico que ha modificado el hábito alimenticio, el cual debe corregirse para mejorar sus condiciones.

"Es que no tengo hambre". (Consejo para evitarlo)

Pero aquí la pregunta no solo es ¿cómo corregirlo?, sino también ¿cómo prevenirlo? Común o malamente, las personas acostumbramos a comer una, dos o tres veces al día, alimentos sin equilibrio nutritivo y que no aportan las calorías necesarias. En contraste, siempre se ha aconsejado que para mantenernos activos, deberíamos realizar cinco sesiones de comidas, con porciones pequeñas y sin que estén atiborradas de calorías, grasas o proteínas.

Ahora, si esto lo llevamos a cabo en un paciente, durante el tratamiento con quimioterapia, hago una primera sugerencia:

• Realizar las comidas en platos pequeños.

• Hacer cinco, distribuidas en las **horas de vigilia**, y respetarlas.

• Deben ser frescas; es decir, que no despidan vapores.

- Al momento de la preparación (comida que requiere cocerse, guisarse, freírse) hacerlo lejos del paciente para evitarle algún olor que le provoque náusea.

Presentar al paciente las comidas en platos pequeños es fundamental, debido a que, en primera instancia, este fija su atención en la dimensión del recipiente, y después en la cantidad de la comida. Por consiguiente, se sugestionará por el tamaño del plato, no por el contenido. Automáticamente, lo aceptará o rechazará.

Vamos a un ejemplo:

Cuando una persona no tiene hambre y se le sirve un plato amplio, con poca comida en el centro, la rechazará. Pero si se le da en un plato pequeño la misma porción, se animará a probar un bocado y, posiblemente, otro y otro más. Ello se debe a que la comida en el plato chico es, a su percepción, menos que en el plato mayor, y entonces la persona podrá consumir el contenido entero, sin percatarse de la cantidad. En cambio, en el plato grande, la comida fue rechazada por una sensación de saciedad. Este principio puede aplicarse al paciente en tratamiento con quimioterapia, el cual, además, presenta malestar bucal y gástrico.

Un aspecto fundamental en esa situación es que, cuando se ha aplicado el tratamiento con quimioterapia, las mucosas están en plena limpieza y cambio constante. En consecuencia, todo tiene un sabor distinto.

Sugerencias de cuidado durante la quimioterapia:

- Mantener la higiene bucal.

- Consumir paletas de hielo (sabor limón).

- Tomar dos litros de agua diariamente.

- Comer cinco veces al día, porciones pequeñas, sin irritantes.

- Guardar reposo durante los primeros cinco o siete días, después de la aplicación de quimioterapia.

- Pasado ese tiempo, realizar alguna actividad recreativa fuera de casa. (Entre ciclos de quimioterapia).

- Procurar leer y hacer ejercicios mentales.

Quimioterapia para la familia

Cuando el paciente recibe el tratamiento con quimioterapia, presentará cambios a nivel físico y emocional, los cuales afectarán su desempeño social y personal, y repercutirán en la dinámica dentro de casa. Debido al cansancio, no podrá cumplir con sus actividades como antes lo hacía. Recurrirá, entonces, a algún familiar para realizar ciertas labores que le corresponden a él, pero lo hará temporalmente, pues los efectos secundarios de la quimioterapia aflorarán durante la primera semana de aplicación.

Sin duda, la familia se preguntará, en el aspecto psicológico, cuál o qué es lo que presenta, cuando se está aplicando la quimioterapia. La respuesta no es sencilla, porque la familia es un ser vivo, y sus integrantes tienen una función vital. Cuando uno de estos se enferma, la familia completa enfermará, y otros miembros cercanos a ella intentarán realizar las actividades que le tocan al paciente.

Sin embargo, al aplicar el proceso de tratamiento oncológico de la quimioterapia, en primera instancia, se presentará mucho miedo en la familia acerca de cómo tratar a su paciente. Sabemos que este, posiblemente, se encontrará muy delicado en los primeros cinco días del primer ciclo. Es cuando será más dependiente, y ello generará más incertidumbre en la sociedad y en la familia, aunque variable.

¿Qué tan variable? Eso estará sujeto al tipo de quimioterapia que se aplique, pero el común denominador es la debilidad y el cansancio que tendrán que ser aceptados por su medio social, el cual optará por realizar todas las actividades del paciente, incluso, llevarle de comer a su cama. Eso generará ligera pérdida de independencia en la familia, aunque al principio no será percibida como tal, debido a que esa actividad se realizará con gusto (claro, siempre y cuando la persona a la cual sea dirigida la acción, corresponda el gesto).

Aquí se puede citar uno de los errores más comunes: "No importa lo que sea, haré todo por el" (expresión familiar), pero no debe ser así, pues el paciente debe iniciar por sí mismo su recuperación, de acuerdo a la regla de la independencia, la cual ya abordamos.

Así que, en los primeros cinco días de aplicación, se le debe apoyar en sus actividades, pero al pasar los efectos, hay que regresarle, paulatinamente, cada una de sus responsabilidades, y saber, además, que en algunas ocasiones dentro del esquema del tratamiento, se le suministra al paciente un esteroide para ayudarle a aguantar el tratamiento con quimioterapia.

Este esteroide puede, en sí mismo, ocasionar cambios repentinos en su estado de ánimo, incluso, llega a contestar brusca y duramente. Este tipo de proceder se desarrollará, principalmente, sobre la persona con la cual el paciente tiene más confianza; pero no hay que permitir que estas reacciones ocurran, ya que, ante una situación así, se podrá repetir con mayor frecuencia e intensidad, siendo el inicio del proceso de cambio de paciente al enfermo oncológico. Así que, ante ello, es necesario aclararlo con el paciente y saber qué daño se puede ocasionar con ese tipo de comportamiento.

Sé que, como familiar, te encontrarás muy aprehensivo y con tendencia a la sobreprotección de tu paciente, y llegarás a limitar mucho su conducta; pero esto será reflejo del proceso de proyección de tus necesidades, las cuales siempre se te presentarán con la intención de ayudar a mejorar su estado y vida.

Pero te adelanto: cualquier intento que realices, no será suficiente. Presentarás dos tipos de pensamientos ante el proceso: uno, subjetivo (emoción); otro, objetivo (razón). Al ser espectador directo, serás testigo de los cambios que surgirán y desarrollarán en el paciente; observarás su deterioro temporal, y aquí es cuando predominará el pensamiento subjetivo. Harás el intento de encontrar una solución o poner la mejor cara ante la situación.

Sin embargo, al no lograr lo que deseas, cometerás errores humanos, y con la intención de lograr el bienestar de tu familiar, cederás a las necesidades que él mismo puede solventar. Ese actuar ayudará a que se desarrolle más la transición de paciente oncológico a enfermo oncológico.

Sobre este punto, a todos los familiares siempre les hago hincapié en lo siguiente: "Piensa con la razón, no con tus emociones; piensa en todas las cosas que has realizado por tu paciente; piensa cuántas no le has permitido hacer porque no te gusta verlo sufrir por una incapacidad física. Con ese proceder, una incapacidad se ha tornado en una discapacidad. Ahora piensa en las cosas que te han faltado hacer por él".

Al interrogarte sobre estos aspectos, la respuesta podría ser: "No sé que me falta". Y es ahí donde se ejerce una introspección (toma de conciencia): "Faltas tú, te falta verte a ti, qué necesidades tienes tú, que no son de él o para él, sino que solamente son tuyas y para ti; así es como podrás ayudarle a recuperar lo que le falta".

Por lo anterior, se inicia el proceso del pensamiento objetivo (razón), que ayuda al familiar a identificar qué es lo que él tiene y qué es lo que necesita su paciente, porque, frente al tratamiento de la quimioterapia, el estado de este último es muy cambiante. No es como un Trastorno del Estado de Ánimo de Tipo Bipolar II, pero sí es de ánimo cambiante, de forma radical. Es decir, en la mañana se puede encontrar cansado, sin energía y muy desanimado, pero con la retroalimentación social y el afán de ayudarle, puede presentar pequeños periodos de reactividad (enojo, desesperación, irritación ante el constante cuestionar de la sociedad para conocer cómo se siente), hasta llegar a ser impulsivo en sus contestaciones.

Cuando las quimioterapias comienzan a juntarse, o sea, que tu familiar ya ha sido sometido a varios ciclos o, incluso, a líneas diferentes de quimioterapia, inevitablemente presentará un marcado deterioro físico y emocional, en contraste con la ocasión en que le fue aplicada la primera dosis.

Mi punto de vista en este aspecto no es para asustarte o molestarte con una verdad incómoda, sino solo prevenirte de que ahí es cuando tu papel, como familiar o cuidador principal, es más importante, y no me refiero únicamente al cuidado de tu paciente, sino al estilo de vida de ustedes dos, para que esta sea más saludable y haga la diferencia entre vivir o sobrevivir.

¿Por qué? Bien, recuerda lo comentado sobre el ermitaño intolerante. Nos referíamos a aquel paciente que, ante la retroalimentación y la facilitación social, aunada a la incapacidad de realizar diversos aspectos de su vida cotidiana, presenta menos interacción social, y su único medio de contacto con el mundo, es su cuidador principal.

Este paciente desarrollará procesos de modificación en su personalidad, con cambios en su conducta y en su forma de interacción. Es, pues, un trastorno de conducta en el paciente, y se debe a una retroalimentación rápida de resolución de necesidades no expresadas por él (se le adivina y otorga todo con la intención de lograr su bienestar). Así, se le confina a la esclavitud de ocupar una habitación silenciosa, oscura y cerrada, la cual limita su vida a estar solamente a la expectativa de lo que no puede realizar. Y, perdona que lo ponga así, pero esa es una auténtica celda, no una habitación de la casa.

Así que, ante el paso de las aplicaciones de la quimioterapia, procuren salir y tener una actividad de esparcimiento, porque, si no, su actividad se reducirá a ir de una celda a otra (de la habitación del hospital, a la de su casa). Y, lenta pero seguramente, su estructura psíquica (energía vital, forma de pensar, actuar, interactuar y sentir) se irá reduciendo y se estará consumiendo la vida psicológica de los dos.

Se olvidarán de los pequeños placeres porque estarán acostumbrados a respirar los olores del hospital o de la habitación convertida en prisión; se olvidarán de lo que es sentir el aire en su cara, o de los sonidos de una ciudad que, por muy ruidosa que sea, inyecta lo que el hospital o la celda quitan.

Mi sugerencia es que, ante el deterioro físico inevitable de ustedes dos, deben intentar realizar actividades de esparcimiento o recreativas, y no me refiero a salir a correr o a viajar hasta el último rincón del mundo (aunque no estaría nada mal), sino a que tengan momentos de regocijo, distracción, entretenimiento, que si bien no harán olvidar lo que se está viviendo, sí lo presentarán más llevadero.

Observemos: ¿Será feliz una persona que ha trabajado durante dos años, de lunes a domingo, en un horario continuo, dentro de una empresa que no le gusta? La contestación, parece más que sencilla: "NO, PARA NADA". Sin embargo, es una respuesta externa al proceso, porque la persona que está en esa situación, no se percata de ello, ya que desde un inicio, su proceso no fue como tal. Es decir, las exigencias del trabajo o requerimientos de su puesto y necesidades, lo orillaron, poco a poco, a esa rutina y desgaste psíquico, físico y emocional.

Visualicemos, ahora, ese mismo aspecto, pero enfocado al proceso oncológico. La respuesta es igual de sencilla que la anterior. Tanto el paciente como el familiar solo se enfocan en el proceso oncológico y en lograr el bienestar inmediato del paciente. Se olvidan de romper la rutina.

Así que si tú, lector, eres paciente o cuidador principal, ¿qué esperas para iniciar una actividad de esparcimiento? O si eres familiar, pero no cuidador principal, no esperes más para apoyarlos en lo que necesiten, porque esto es solo una pequeña y breve descripción de lo que se puede generar ante un proceso de quimioterapia, y no me preguntes en qué les puedes ayudar, o qué les puedes dar, sino ve con ellos y ofrece apoyarlos en lo que necesiten. Pregúntate qué tanto les puedes servir para lograr ese bienestar y hacer la diferencia entre vivir o sobrevivir a la quimioterapia.

Radioterapia

La radioterapia es una de las tres vías de tratamiento para la enfermedad oncológica. A diferencia de la quimioterapia, es local; por tanto, sus efectos secundarios dependerán, directamente, de la zona en la que se esté recibiendo. Uno de sus inconvenientes es la periodicidad de su aplicación, debido a que el paciente tiene que acudir a la unidad médica todos los días, una vez iniciado su tratamiento. Solamente descansa dos días a la semana.

Piensa en esto: si el tratamiento fuera de 30 sesiones, tendría que acudir 30 días. Descansaría sábados y domingos, y, entonces, serían seis semanas de ir al hospital. Con ello, de inicio, se presentará un desgaste físico por la cotidianidad del tratamiento, así como un desgaste emocional, debido a la constante exposición.

Radioterapia para el paciente

Si a lo anterior le sumamos el efecto secundario universal por la radioterapia, (cansancio) será un buen puente o escalón para el inicio del proceso del encierro social o reclusión social, el cual, como ya se mencionó, presentará, a la larga, mayor afectación en el estado de ánimo.

Sumando esos factores de fatiga, reclusión y aislamiento social a una rutina de constante exposición al proceso oncológico (radioterapia), más los efectos secundarios del mismo tratamiento, podrán generar el inicio del trastorno de conducta en el paciente oncológico.

Evidentemente, habrá periodos en los que el paciente pensará y deseará renunciar al proceso de tratamiento. Aquí es donde se le puede hacer la confrontación directa, preguntándole sobre el **por qué y para qué** someterse al tratamiento, así como cuestionarlo acerca de cuáles son las prioridades en su vida.

Como se ha señalado al principio de este apartado, la radioterapia es un tratamiento diferente al de quimioterapia. No me refiero solamente a la administración (tipo y periodicidad) o efecto secundario, sino a la capacidad de resistencia que deberá desarrollar el paciente en esta etapa. Es cuando cuestionará, a su vez, su proceso de vida.

Pero este autocuestionamiento será para cambiar o reformular aspectos de su vida que se ha negado a reconocer; aunque, evidentemente, lo que estoy aclarando en este punto no se concebirá en la primera o segunda sesión, o pasadas las dos primeras semanas del tratamiento. Surgirá cuando los efectos secundarios de la radioterapia comiencen a ser cada vez más fuertes y el cansancio del paciente sea más constante.

El cuestionamiento tendrá lugar en cualquier ser humano, con capacidad de pensar coherente y congruentemente, pero la reformulación y los cambios en la vida (para el aspecto positivo) solo se darán en las personas que se permitan conocerse, sin engañarse.

Al terminar el tratamiento con radioterapia, el paciente iniciará, poco a poco, su proceso de recuperación física. Esto ayudará también a su proceso de restablecimiento psíquico, el cual será positivo o negativo, según la capacidad del sujeto para su autoconocimiento y autodefinición frente a su actualidad de vida (NO MÉDICA).

Cuando se observa uno mismo y se reconocen las cosas buenas y malas que existen en el interior y entorno (introspección), el paciente desarrollará esa capacidad crítica, con intención de modificar lo que esté a su alcance, y reconocerá sus capacidades físicas y psicológicas actuales.

Se presenta, entonces, la restructuración, mediante automonitoreo; es decir, que con su introspección, el paciente reconocerá y ubicará aspectos que se encuentran mal en su vida, y así trabajará para modificarlos. Reiteramos que es el mismo paciente quien tiene que realizar esa labor. Comienza así uno de los procesos de maduración esperados en él. Pero cuando se presenta una retroalimentación social en la que se le resuelve toda necesidad, este proceso no se cumple positivamente.

Sugerencias de cuidado durante la radioterapia:

- Mantener la buena higiene en la zona de aplicación.

- No lavar con jabón perfumado esa parte.

- Ponerle ropa de algodón, que no apriete o lastime en ese lugar.

- Después de cada sesión de radioterapia, aplicar yogur natural en dicha zona.

- Beber dos litros de agua diariamente.

- Comer cinco veces al día porciones pequeñas, sin irritantes.

- Durante los días de tratamiento, presentar actividad recreativa fuera de casa (lejos del sol, evitando exposición directa).

- Respetar horarios de sueño-vigilia (dormir por las noches).

- Procurar leer y hacer ejercicios mentales.

Radioterapia para la familia

En esta fase del tratamiento oncológico, deberás acompañar a tu familiar todos los días de la semana, durante al menos un mes o mes y medio al hospital, para que reciba su tratamiento con radioterapia.

Te preguntarás: "¿Cuál será el principal problema con el que tendré que lidiar?". Me dirás: "Nada, yo puedo con todo". Y qué bueno, pero con esto, sugiero que solicites que alguien te apoye para acudir algunos días a la unidad médica, pues te beneficiarás tú y tu paciente. Los dos tendrán espacio y tiempo para descansar de ambos, ya que por la convivencia constante, el factor oncológico y los tratamientos, con sus respectivos efectos secundarios, habrá desgaste y cansancio emocional, traducido en mucha irritabilidad y poca o muy limitada capacidad de frustración.

Así que, ante cualquier molestia o punto de vista no compartido entre ustedes dos, habrá discusiones fuertes, llenas de muchos sentimientos negativos que buscan salir o ser ventilados. Y recuerda que, como siempre se ha dicho: "Cuando uno está enojado, lastima demasiado".

Sugiero, pues, que si eres el cuidador principal, permitas que alguien más te ayude para llevar o acompañar a tu paciente a la unidad hospitalaria, porque durante el transcurso del tratamiento, serás testigo del deterioro constante en tu paciente, podrás distinguir, día tras día, el desgaste en las esferas físicas y psicológicas.

Sé que, ante este panorama, la incertidumbre, nostalgia y sentimientos de impotencia se presentarán en ti, y serán parecidos a los que surgieron durante el tratamiento con quimioterapia. La diferencia con los ciclos de esta, cuando se presentaron áreas o periodos de recuperación, y tu estado de ánimo e independencia mejoraron con la condición de tu paciente, es que en la radioterapia, el deterioro será marcado y no existirán periodos o áreas de recuperación, sino hasta días o semanas después de haber terminado el tratamiento activo.

Mientras más sesiones se reciban, habrá más deterioro y mayor dependencia hacia ti. Es cuando se iniciará el proceso de introspección, que identificará tus áreas de independencia-dependencia. También desarrollarás el proceso de restructuración en tu vida, y será distinto al del paciente, porque el tuyo estará sobre él. Verás cómo ha cambiado su sociedad y la tuya ante este aspecto.

Te enfrentarás a ti mismo y te cuestionarás sobre el cómo has apoyado, ayudado, limitado o recriminado a tu paciente. Entonces, te cansarás más y te deteriorarás en todos los aspectos (físico y psicológico). Al estar de forma constante en el hospital y observar el deterioro gradual de tu paciente, sin importar los infinitos intentos de apoyo o presión para hacerlo sentir mejor, verás que tus esfuerzos no resultan como tú deseas.

Pero ante esto, tu restructuración será sobre tu introspección, debido a que mientras más reconozcas cuáles son tus capacidades y limitaciones reales, más habilidades podrás desarrollar. Y menciono el aspecto real, porque ante este tipo de situaciones, todos los seres humanos nos exigimos actuar con cualidades que no poseemos.

Siempre intentarás ofrecer o dar lo que no lograrás conseguir, el bienestar de tu paciente, en el aspecto que tú deseas. ¿Recuerdas lo que se mencionó sobre **subjetivo** y **objetivo**? A eso me refiero, así que, ante el proceso de tratamiento con radioterapia en tu paciente, desarrollarás más el aspecto objetivo, siempre y cuando seas honesto contigo mismo. De no ser así, enfrentarás periodos de nerviosismo reactivo, con ansiedad y algún trastorno del estado de ánimo, derivado todo de un pensamiento subjetivo sobre ti mismo y de la situación. Te exigirás cada vez más de lo que humanamente puedes dar.

Y si nuevamente lo cito, no es por ser pesimista, sino realista, con lo cual se logra llegar mucho más lejos, y con menos sufrimiento que el optimista o pesimista. El optimista se decepcionará al exigirse lo que no puede realizar, así que se le dificultará su adaptación con la integración de su proceso oncológico. En cambio, el pesimista, solo recurrirá a dejarse derrotar y no hará el intento de darse la oportunidad de conocerse y aprender de sí mismo.

Pensará y autojustificará lo que, posiblemente, nunca logrará ser. Se planteará objetivos demasiado elevados para sus capacidades reales y, ante el mínimo intento, abortará la intención.

En contraste, el realista, se dará la oportunidad de aprender. Se caerá, pero su aprendizaje vendrá de las ocasiones en las que se levantará.

Cirugía

Este es un tratamiento muy importante en el proceso oncológico, y no es que minimice la quimioterapia o la radioterapia; sin embargo, el evento quirúrgico puede definir cuál es la vía a seguir en el tratamiento, porque dependerá de si el tumor puede ser operable y si el cuerpo del paciente tolera la cirugía.

Se definirá si se realiza un tratamiento con fines curativos o paliativos (para mejorar condiciones de vida, reduciendo dolores o malestares). El problema es que a muy poca gente le gusta someterse a una cirugía, y más ante la notificación sobre un proceso oncológico. Habrá resistencia a este tratamiento (como a los otros dos), pero en el aspecto quirúrgico, será más evidente.

Hay pacientes que, al ser diagnosticados con la enfermedad oncológica, se les propone el tratamiento quirúrgico de inicio para frenar todo posible avance, y es cuando surge el miedo, primero, por la notificación de la enfermedad, y después por la necesidad de la operación. Así que serán dos aspectos diferentes, pero ligados, los cuales generarán malestar psicológico en el paciente y, evidentemente, en su familia, porque esta última estará en la constante búsqueda de lo mejor para él.

El problema será que, en esa búsqueda, a los familiares se les olvidan las necesidades y deseos de su paciente. Así que la cirugía no solo es el evento del quirófano, es algo mucho más grande, porque ese procedimiento ayuda o interviene en la definición de la vida del paciente, y marca un antes y un después de la cirugía.

Cirugía para el paciente

Este es un aspecto que genera mucho miedo e incertidumbre en todo paciente. No solo se presenta el temor a la cirugía, sino a todo lo que envuelve el quirófano, como la anestesia, o el cómo será todo después de la operación. Es decir, **"¿cómo voy a quedar?"**, y todos estos aspectos derivados de la cirugía, los cuales generan un miedo que, hasta cierto punto, es esperado. Así las cosas, siempre hago el intento de valorar a todos los pacientes que serán sometidos a una cirugía en el hospital, con el objetivo de conocer las razones por las que se someterán a este procedimiento.

El paciente debe estar convencido de la razón por la cual irá al quirófano, ya que es un tratamiento aislado. Más claro: será una sola intervención con la finalidad de retirar el tumor o mejorar condiciones de vida en el paciente. Se realizará en una sola sesión, a diferencia de lo que ocurre con la quimioterapia, en la cual el paciente acude dos o tres veces por semana para su aplicación y regresa a la semana, a los quince días o al mes para la siguiente. En cambio, con la radioterapia, el paciente inicia y termina el tratamiento 10, 15, 20 o 30 días después.

Ante este panorama, siempre hay un antes y un después en el paciente sometido a cirugía, y no solo en el aspecto físico. En lo moral, psicológico y mental también es un impacto, como el de la enorme cubetada de agua helada.

Una persona (no paciente oncológico) que se va a someter a una cirugía y piensa que no despertará después de esta, es debido a su miedo a morir en el transoperatorio, e ingresa a la sala con ese temor. Al despertar, presentará un proceso reactivo-introspectivo, con muchos sentimientos encontrados, recurrirá a llorar constantemente, no querrá salir de su casa o, incluso, de su habitación. Esto será un episodio reactivo ante la confrontación sobre un miedo que no se trabajó. El cuadro que manifestará será de tipo depresivo, el cual cederá con el transcurrir de los días.

Ahora, cuando un paciente oncológico se tenga que someter a la intervención quirúrgica, mostrará más temores, porque, en primera instancia, presentará el miedo a no despertar, y también habrá una ambivalencia sobre el proceso del evento quirúrgico, es decir, esperará a que el cirujano logre retirar todo el tumor, pero sin hacerle mucho daño, lo cual deriva en incertidumbre sobre las secuelas de la cirugía.

Surgirán, entonces, tres tipos de miedos: morir, extirpación del tumor y tipo de secuelas por la extirpación. Por ello, ante los eventos quirúrgicos, siempre se pide que el paciente pregunte a su médico y se informe de todas las posibilidades que pueden presentarse, así como de las secuelas. Claro, hay que hacer énfasis en cuáles son los beneficios que se buscan y cuáles las posibles complicaciones de la cirugía.

El problema que se presenta en todo paciente sometido a una cirugía, es y será, de forma constante, el cambio que tendrá lugar tras su despertar, debido a que si la intervención fue todo un éxito, porque se logró retirar el tumor, le corresponderá a él iniciar su proceso de identificación e integración.

Después de la cirugía, muchos pacientes intentan realizar su vida como antes lo hacían, pero, posiblemente, ya no podrán porque su cuerpo ha cambiado. Fue un cambio repentino por el propósito de eliminar gran parte del padecimiento y, además, por tener que hacer algún pago (físico).

Ejemplifico esto con José, de 29 años, un paciente con quien trabajé su proceso oncológico y efectos secundarios. Padecía un osteosarcoma (tumor de hueso), y como tratamiento inicial le propusieron la cirugía, pero esta planteaba que le fuera amputado el brazo izquierdo. José estaba consciente de ello; sin embargo, fue hasta que despertó de la cirugía cuando recibió, o mejor dicho, efectuó la integración del proceso oncológico (su cubetada de agua helada), pues, hasta ese momento, se vio —y no mediante un reflejo en el espejo—, sino al constatar por sí mismo hasta dónde le llegada ahora su extremidad.

Él me manifestaba: "Humberto, esto es desesperante; sabía que me tenían que quitar el brazo, pero como que no me hacía a la idea de esto; ahora que ya no lo tengo, lo siento más, me da mucha comezón en los dedos que no tengo y siento un hormigueo, como si estuviera dormido mi brazo; es muy incómodo y también tengo miedo de la gente. Sé que cuando salga del hospital, y ya esté en mi casa, mucha gente me va a voltear a ver y dirá cosas de mí; no sé qué hacer; además, también está mi hijo, de cinco años. Le dije que venía al hospital para que me quitaran la bolita que tenía, pero nunca le dije que me quitarían el brazo; tengo miedo de lo que pasará".

La situación que presentaba José fue una confrontación con una realidad que estuvo minimizando. Él estaba consciente de su enfermedad, pero no de su alcance. Después de la cirugía, se presentó una alteración en la percepción de la realidad, conocida como "delusión" acerca del brazo faltante. Es decir, sentía que su brazo aún estaba en su lugar, al igual que los dedos y la mano; percibía comezón en el codo, incluso el hormigueo de cuando se "duerme" una parte del cuerpo.

La delusión de la realidad es un proceso de la percepción en el paciente que ha perdido alguna extremidad. Es un reactivo en la percepción, conocido como "síndrome de miembro fantasma", y es real en todo paciente amputado.

El problema es que genera periodos de nerviosismo, desesperación e irritabilidad ante el hecho de sentir algo que ya no pertenece físicamente a su cuerpo. El tratamiento para este tipo de síndrome, es mediante técnicas cognoscitivas y desensibilización sistemática sobre el proceso de la delusión.

Trabajé con José, durante tres meses, el síndrome de miembro fantasma, el proceso de imagen corporal y el de maduración de su hijo frente a su nueva condición de vida. En cuanto al proceso social, es imposible cambiar a la sociedad en su forma de pensar, y señalar todo aquello que es nuevo ante sus ojos y también para su aprendizaje. De esta forma, se trabajó con él la discriminación de ideas sociales y retroalimentación social directa sobre sí mismo.

He ejemplificado el evento quirúrgico con el caso de José, debido a que, en un inicio, él tomaba muy a la ligera el perder un brazo, y minimizaba todos los aspectos que se pueden llegar a presentar, los cuales modifican la estructura psíquica del paciente.

Otro aspecto que debemos mencionar para la cirugía, es el de una mujer con cáncer de mama. Cuando se efectúa este tipo de intervención quirúrgica, dependerá del avance que presente la enfermedad. Pero, en este caso, me referiré a la cirugía que más se realiza en la unidad médica donde laboro, la "MRM" (mastectomía radical modificada), en la cual se retira el tejido mamario y la cadena ganglionar.

Este tipo de intervención, además de alterar el aspecto físico del pecho de la mujer, también afecta la circulación sanguínea del brazo al cual le sean retirados los ganglios de la axila. En este proceso, primero, se presentarán los miedos a la anestesia (el sentir o el no despertar), y el "cómo quedaré" luego de una operación que marcará un antes y un después en su cuerpo.

Me refiero a la dinámica de pareja y social, debido a que muchas mujeres pacientes portadoras de este padecimiento, me han manifestado un temor que no visualiza la sociedad, y es al rechazo o morbo proveniente de su entorno.

Veamos la situación de Lucía, paciente de 34 años, portadora de cáncer de mama, y sometida a una mastectomía radical modificada. Ella me manifestaba que tenía miedo a que su pareja la dejara, porque ya no le permitía la intimidad sexual.

Decía: "No me siento bien de que me vea, no me siento bien conmigo misma, no me gusta cómo estoy, no me siento mujer y me da mucha pena; tengo miedo a que mi novio me deje porque yo no estoy al cien para él; también me molesta que muchas personas me vayan a ver a la casa, y cuando estoy hablando con ellas, voltean a ver donde ya no tengo el pecho. No me gusta nada y me siento mal, por eso prefiero que ya no me vaya a ver nadie o salir para ver a alguien, porque también en la calle me pasa mucho".

Ella, no solamente se estaba enfrentando a una enfermedad, sino a un cambio en la forma de percibir su entorno. En parte, tenía razón y, en otra, la misma Lucía estaba muy a la expectativa de lo que la sociedad le fuera a decir o de que la fueran a ver. Impulsaba así que la conducta social estuviera más latente en ella, es decir, que cuando alguien está muy alerta de su entorno, este mismo se percata de la situación y trata de conocer el motivo de alerta de esa persona. En ocasiones, incluso, se llega a que la sociedad se vuelva impertinente con el paciente.

Cuando a un paciente le dan fecha tentativa de cirugía, también le hago hincapié de que es un tiempo con el cual cuenta para poder organizar muchos aspectos en su vida que normalmente no realizaría. O sea, que tiene tiempo para invertir antes de someterse al quirófano. No me estoy refiriendo a la posibilidad de morirse en él, sino más bien a que, desde que recibe la fecha tentativa para que ser operado, invierta su tiempo en actividades que después de la cirugía le llevará tiempo volver a retomar por el periodo de recuperación. El cambio que se presentará será en su capacidad de resistencia a una actividad física.

En una ocasión, un paciente me manifestó: "Humberto, me dan muchas ganas de irme por ahí y perderme, ni siquiera saber dónde estoy, o aventarme de un paracaídas y esperar hasta el último momento para abrirlo".

Frente a este tipo de respuestas, derivadas de la identificación de un hecho difícil y duro de enfrentar por el paciente, realizo la confrontación directa sobre este, porque dichas manifestaciones son destructivas, y entiendo su miedo, pero una cosa es entender, y otra, justificar. Sé bien que la cirugía oncológica genera mucho miedo en el paciente, tanto al hacérsela como cuando llega a posponerse. Es un evento que produce una confrontación directa ante la realidad del despertar.

Cirugía para la familia

La cirugía en el familiar produce mucha incertidumbre y miedo, porque estará sujeta al tipo y avance de la enfermedad, y como todo procedimiento oncológico, se realizará solo si existe beneficio y si el paciente desea recibirlo.

He conocido a quienes se han negado al proceso quirúrgico al saber las consecuencias de una respuesta negativa, y aunque la familia entera intenta persuadir al paciente sobre su decisión, este no la cambia. Ello genera malestar, enojo y frustración por la impotencia que tienen para ayudarlo de la forma que ellos consideran más acertada.

Retomando el **"¿qué pienso, qué siento y a qué tengo miedo?"**, y discriminando cuáles son mis necesidades sobre las del paciente, se podrá ayudarlo en lo que él desea.

Con esto no me refiero a dejarle con esa decisión, pero sí presentarle todos los beneficios (personales y familiares) que se esperan alcanzar con el tratamiento, y cuáles serían las consecuencias (personales y familiares) de rehusarlo. Pero ante ello, siempre se pide que se aborde el caso de forma ética para el paciente, buscar su beneficio sin afectar su libertad de decisión, sin caer en la coerción (dominación).

También hay casos contrarios. Me he encontrado que, a pesar de que el paciente presenta una enfermedad avanzada, con limitadas posibilidades de tratamiento, se ha sometido a intervenciones quirúrgicas que ya no le debían ser realizadas; sin embargo, con la intención de lograr algo más, llega a fallecer durante el proceso quirúrgico o en el posoperatorio (después de la cirugía) por complicaciones secundarias al evento quirúrgico.

La familia y la sociedad deben organizarse a favor del paciente, porque es cuando, en muchas ocasiones, cometen errores, aunque actúen bien intencionados frente a la presión y desgaste de la situación.

Espero lograr un poco de reflexión del lector acerca de las imprudencias que mucha gente comete con la buena intención de apoyar. La principal es muy común: el día del evento quirúrgico, con el interés de conocer el estado y el proceso de la cirugía, llaman por teléfono al familiar para recibir información de él, pero este se encuentra en la incertidumbre por la espera de los resultados.

Ese constante llamar, molestará e irritará porque no permitirá la tranquilidad del paciente, ni derivar su atención a otro aspecto que no sea la espera.

Al decir "reflexión", espero que se entienda que, si eres el familiar que está o estará en la sala de espera, por el resultado de la cirugía, EDUCA a los demás para que no telefoneen y aguarden hasta que tú tengas la información sobre el resultado de la cirugía, ya que, si no les has llamado, es porque no tienes nada que decir.

Y si, con alguna excusa, te hablan argumentando: "Te llamo para hacerte compañía", en realidad es solo un pretexto, porque si desearan eso, estarían a tu lado en ese momento (claro, si no se encuentran en la ciudad o el país, se puede entender), pero esa llamada debe ser para apoyar, no para preguntar "cómo estás", pues, obviamente, te encontrarás muy nervioso.

A la hora de las llamadas, sugiero que se haga una cadena: tú le marcas solo a dos personas, luego estas lo hacen a otras dos y así sucesivamente. De otra forma, parecerás un centro de llamadas que ofrece servicios de notificación, y olvidarás llamar a alguna persona en especial. Así que si tú, lector, eres familiar, pero no estás en esa sala de espera organízate para ayudarle a la persona que sí se encontrará en ese lugar. Quizá te preguntarás "¿cómo?" Simple: estando con el familiar en esa sala, o aguardando ser llamado para empezar a hablarles a las demás personas.

Este mismo proceso se puede aplicar en las horas posteriores a la cirugía. Es cuando muchas personas aprovechan para llamar y conocer el estado actual y el resultado de la operación, sin reparar en el cansancio del paciente y del familiar que está a su lado (y, por lo general, ambos estarán dormidos).

Nuevamente: a ti, como familiar, te corresponderá esperar a ser llamado (si es que te interesa ayudar), pues, en muchas ocasiones, las personas que se encuentran fuera del hospital se desesperan al no recibir información y cometen el error de llamar. Obligan, así, al familiar, no solo a responder el teléfono, sino que, en la mayoría de las veces, a interrumpir su descanso y, en otras, también el del paciente. Así que, si no se han comunicado contigo es que no hay problema alguno; por tanto, no hay que ir corriendo al hospital; lo podrás hacer con calma.

Cuando el paciente es sometido a la cirugía, la sociedad considera que su paciente se enfrentará a lo más difícil, y que con la operación ya estará del otro lado; pero, lamentablemente, no será así, porque la cirugía, al ser un evento aislado, evidentemente, generará cambios radicales en el paciente, y ocurrirán de un momento a otro. Las secuelas físicas de la cirugía serán notorias, apenas al pasar el evento quirúrgico; sin embargo, las emocionales, psicológicas y sociales, se verán al darse el alta de la hospitalización.

Es cuando el paciente y su familiar se enfrentarán a los cambios generados por la cirugía ante la confrontación de integrarse a su vida, fuera de los cuidados y las atenciones del hospital, porque, en muchos casos, los pacientes consideran estar bien y desean salir lo antes posible de la unidad médica, pero al hacerlo, dependerá de ellos tener que realizar todos los cuidados de su cuerpo derivados del evento quirúrgico.

Por ejemplo, Julián, un paciente que pasó por una intervención quirúrgica en la cual se tuvo que retirar una de sus piernas y parte de la cadera, presentaba las características secundarias de ese tipo de cirugía, como el síndrome de miembro fantasma. Él manifestaba sentirse bien y que estaría bien; estaba aprendiendo a moverse y sentarse en la cama, pero días después del alta hospitalaria, acudió a mi consulta: "Es muy difícil no poder moverme solo, sino tener que depender de otras personas; el que me estén ayudando en el baño a vestirme e, incluso, a salir a la calle, pues es cuando luego observo cómo las personas me voltean a ver, siento su mirada y hasta sé que me tienen lástima".

Con este caso me refiero a los cambios a nivel holístico que surgirán en el paciente al ser sometido a la cirugía, un hecho que marcará la diferencia entre el antes y el después de ese evento, pero ese cambio, no solo será para él, sino también para ti, como familiar, y al cual, si te interesa, corresponderá reconocer qué capacidades físicas conserva tu paciente, pero no limitándote a enumerar las secuelas y aspectos que ya no puede realizar, sino todo lo contrario, reconocer qué puede hacer y dejar que lo haga.

Nacerá, así, la maduración, reconocimiento e integración gradual de tu paciente a su vida actual. Sé que, ante esto, te podrá costar trabajo asimilar que tu familiar después de la cirugía ha cambiado, y que ya no podrá cumplir con muchas tareas que antes realizaba fácilmente. Te llegarás a desesperar; sin embargo, él no es culpable de tu desesperación.

En este caso, revisa qué es lo que te desespera y no contestes "**todo**", porque esa no es una respuesta, es solamente un justificación subjetiva para no pensar y analizar qué es lo que te irrita. Es de humanos molestarse, impacientarse, pero mucho más humano es reconocer por qué se generó mi molestia y mi impaciencia (que son propias, no de otra persona).

Entonces, si tu paciente, después de la cirugía, se encuentra en momentos de nostalgia, desesperación o irritación, por sus secuelas, te sugiero que no te ciñas a decirle: "Vamos, échale ganas; ánimo, que ya pasaste lo más difícil". Con ello, no estarás reconociendo sus necesidades reales y le estarás exigiendo lo que en ese momento no puede realizar. Tampoco me estoy refiriendo a que lo reduzcas a ser como una persona con cierta discapacidad, pues lo estarías haciendo sentirse un "inútil".

Tercera parte:

El despertar

*"No llores por lo que has perdido;
agradece lo que has tenido".*

Integración

"La única limitante en tu vida... eres tú".

Hablar de integración, es referirse a la aceptación de esta enfermedad, cuando el paciente ha realizado el proceso de ajuste, cambio y asimilación. Admite que la enfermedad es parte de su vida, algo que estará siempre latente y vivirá con él. En resumidas cuentas, la persona ha logrado definirse y, por tanto, rencontrarse en su vida para rehacerla, a pesar de haber tenido que pagar algún precio, pero ese costo no se compara con lo que ha logrado para y por sí mismo.

Te preguntarás: ¿Y cuándo se alcanza ese equilibrio? La respuesta nunca será concreta, debido a que dependerá de cada persona. Ese equilibrio de rencuentro y redefinición, es el último proceso psicológico que desarrolla el paciente ante los procesos oncológicos, ya sean de enfermedad, tratamiento o vigilancia, recidiva (término que se le da cuando vuelve la enfermedad), segundo tratamiento curativo o tratamiento paliativo, o incluso, hasta el momento del proceso de cierre de ciclos en vida.

Cada persona es distinta y, por consiguiente, cada proceso de equilibrio tendrá su momento, pero ello, solo dependerá de esa única persona que lo tiene que afrontar, debido a que el camino de la enfermedad-tratamiento es su proceso de aprendizaje para llegar a esa integración, conocida como "aceptación".

El camino no será sencillo, y el dolor siempre dependerá de lo que has hecho o has dejado de hacer en vida, pues ante la cubetada de agua helada, el despertar siempre será amargo.

Se han enumerado algunos errores comunes que cometen las personas junto con el paciente oncológico, pero la verdad es que nadie nace sabiendo. En ese andar, uno se caerá, y qué bueno porque es cuando nos obligamos a levantarnos y a seguir en pie.

El aprendizaje está, primero, en saber "por qué me caí", pero eso se logra desde abajo, al recapacitar y conocer "por qué debo caminar", a fin de decidir hacia dónde ir. De esta forma, se da paso al segundo aprendizaje: ¡saber levantarse!

Al hacerlo, la persona reconoce sus debilidades, pero también sus fortalezas, y logra aumentar estas últimas. Genera, entonces, como siguiente paso, la definición del camino en su vida, el **"¿Y ahora qué?"**.

¿Y ahora qué?

El proceso oncológico conlleva muchos cambios en la vida y muerte de la persona. Durante esta etapa, en algunos casos, el paciente portador no logra sobrevivir mucho tiempo a dicho procedimiento, el cual altera, radical y holísticamente (en todos los aspectos), a quienes toca. Pero esos cambios serán positivos, siempre y cuando se quiera identificar, trabajar e integrar el proceso oncológico a la vida del paciente (portador y cuidador).

El cáncer es llamada "la enfermedad del despertar", debido a que obliga al ser humano a recapacitar acerca de su vida, su actuar y pensar. Sin embargo, una cosa es identificar, y otra, muy distinta, trabajar y cambiar aspectos de salud mental, los cuales beneficiarán, directamente, la calidad de vida del paciente y su familia.

Y aunque el proceso oncológico llegue a una edad avanzada, la persona puede aprender de su vida y cambiarla. Incluso, si fallece, su cambio de vida trascenderá en quienes estuvieron ligadas a él.

Toda persona que he conocido y que ha enfrentado el proceso oncológico, jamás ha sido la misma de antes. Por mucho que lo haya intentado, nunca ha logrado regresar a lo que fue. Muchos me acusan de ser pesimista y distante frente a estos casos. Llegan a manifestar descontento y molestia con el terapeuta, quien es realista, porque no consiguen alcanzar su sueño: **ser el de antes**.

Raúl, un paciente de 26 años, lo decía así: "Ser la persona que era antes de la enfermedad, antes de la quimioterapia y la cirugía; quiero ser como era; tener esa fuerza de antes, cuando sentía que podía levantar todo y hacer todo".

Este joven, con cáncer testicular, fue uno de mis pacientes más allegados durante mi especialidad. Recién casado, durante su luna de miel, manifestó sentirse mal. Al regresar a su ciudad natal, se comenzó con la exploración y se encontró una afectación oncológica a nivel hepático y pulmonar, pero la razón inicial era de índole testicular.

Debido al inicio del proceso de quimioterapia y los recurrentes ingresos a la unidad médica, se presentaron cada vez más y más complicaciones en su tratamiento, lo cual afectó su condición física y médica; pero Raúl continuó con todos los procedimientos a los que se podía someter e, incluso, intentó con algunos en vías de desarrollo para su padecimiento. Sin embargo, su estado no le permitió continuar y en menos de 10 meses, murió.

Todas las personas involucradas en el proceso de tratamiento médico consideraron una pena su fallecimiento, a pesar de que habían intentado hasta lo imposible por ganar más tiempo y darle más vida. Muchos se lamentaban de no haberle podido atender con oportunidad, pues habría sido distinto.

En eso estoy de acuerdo: siempre actuar a tiempo o no, conlleva a varios caminos, y estos son tan distintos que, con el sencillo hecho de tomar una decisión y poner manos a la obra, se presenta un giro, radical y completo, en nuestras vidas.

Pero la historia de Raúl no es del todo triste, ya que durante esos 10 meses surgieron cambios que nadie hubiera podido imaginar; es más, ni él mismo.

Veamos: su madre y su novia tenía constantes diferencias, discusiones frecuentes, las cuales no solo llegaron a afectar la relación entre los tres, sino también involucraron a otras personas cercanas, como los amigos de Raúl y su hermano, quien se alejó al grado de no intercambiar palabra alguna, ni siquiera por teléfono.

Pero fue hasta que se inició el proceso oncológico cuando, poco a poco, se comenzaron a acercar las personas que se habían distanciado. Paulatinamente, mermaron las diferencias, y se inició un apoyo recíproco. El hermano de Raúl regresó un mes antes del fallecimiento y juntos pudieron compartir, al menos, 15 días entre ellos.

En esos 10 meses, la vida física de Raúl estaba en deterioro, y él lo sabía; así que, al inicio del proceso de tratamiento en salud mental, cuando acudía a consulta, me manifestaba que anhelaba ser la persona de antes de la enfermedad; que deseaba una oportunidad: "Quiero tener una familia, envejecer, tener nietos, quiero tener una casa, quiero VIVIR".

Realizamos todo el proceso terapéutico que nos permitía su salud física y condición médica; trabajamos en conjunto la identificación de factores en su vida, la modificación de sus procesos sociales, familiares, personales, pero, principalmente, su proceso de cambio y modificación psíquica ante el factor oncológico.

Trabajamos su **"¿por qué y para qué?"**, así como el **"¿qué pienso, qué siento y a qué le tengo miedo?"**. Realizamos el proceso de discriminación de estímulos y figuras, así como el de integración y el cierre de ciclos en vida con cada una de las personas presentes y ausentes.

Asimismo, para que él lograra la mejor integración, trabajamos sobre cambios positivos. Durante esos últimos 10 meses, Raúl logró vivir y hacer vivir a muchas personas que se negaban a hacerlo, y acercó a quienes se habían distanciado de él. En suma, realizó lo que nunca hubiera hecho sin el proceso oncológico, debido a que, mediante él, inició la introspección de su vida; identificó y conoció los factores y a las personas de su entorno, pero lo principal es que supo cómo poderlas acercar y pedirles algo en vida.

Antes de despedirme de Raúl, le solicité que me hablara de sus cambios y su aprendizaje ante todo lo que había vivido. Su respuesta fue sencilla y directa: "He aprendido que antes no tenía vida y que no me permitía ver lo que ahora puedo ver".

Como se ve, Raúl llegó a muchas personas y cambió a otras. Todos los que estuvieron cerca de él, se pudieron conocer un poco más. Puedo considerar que aún lo recuerdan y, con ello, lo convierten en inmortal.

Vamos ahora a este caso: Leticia, una paciente portadora de leucemia, presentaba constantes problemas con su pareja, pero ella lo justificaba al señalarse como culpable. Decía: "Lo que pasa es que le molestaba que hablara con otras personas, y más si eran hombres"; "se enojaba cuando salía con mis amigas y nos encontrábamos a algún chico guapo"; "en el 'cole' no le dejaban que se acercara porque llegó a golpear a varios compañeros"; "tenía muchos problemas con mis padres, porque no aprobaban mi relación, pero yo no les hacía caso; aunque, en algunas ocasiones, mi novio me llegó a golpear por sus celos, yo siempre lo defendía".

Al realizar la exploración sobre su estructura psíquica, reacciones y procesos mentales, así como su perfil de personalidad, me era bastante difícil creer que ella hubiera pasado y tolerado por dichas situaciones. Era como si se tratara del relato de otra persona.

Al preguntarle qué le había hecho cambiar su forma de ser, respondió: "Cuando supe que mi antigua pareja estaba con otra persona, y yo le había pedido que me acompañara a la 'quimio', pero, según él, no podía, porque tenía que trabajar, le marqué a su móvil y me contestó una chica; me sentí muy mal, porque todo lo que soportaba con las quimioterapias lo hacía por él, para estar con él; le pedí que me apoyara y me decía que sí, pero no lo hacía; fue cuando comencé a reconocer qué era lo que él me aportaba, qué era lo que yo había peleado y hecho por él; me enojé conmigo y me culpé, pero después reconocí y aprendí que él siempre había sido así, la que estaba mal era yo, porque él no cambiaría nunca y que era yo, quien tenía que cambiar mi forma de pensar y sentir".

¿Cómo lo lograste, fue sencillo?, le pregunté. Dijo: "Nada, porque al principio dependía mucho de él, sin saber el motivo, y como no me daba nada, tuve que educarme y educar a las personas que estaban junto a mí, como mis padres y amigos, porque, al principio, me hacían todo, pero me di cuenta de que estaba mal y comencé a retomar mis cosas; la verdad, me fue muy difícil y pensaba que no lo lograría hacer; siempre estaba muy cansada por la quimioterapia y me volvía a enojar conmigo; me dio mucho por llorar y estuve muy deprimida; más bajo ya no podía llegar y fue cuando definí a dónde quería llegar y qué era lo que quería hacer y qué tenía que hacer para lograrlo".

Hasta este punto de cambio y restructuración, conocí a la Leticia que había cambiado muchos aspectos de su personalidad que le disgustaban. Con este proceso también comenzó a identificar figuras (personas) en su vida, buenas o malas, según las causas que ella ubicaba.

Así, pues, la encontré completamente distinta a la de antes del proceso oncológico, y se pudo realizar la comparación de las dos Leticias. Ella, sin duda, logró avanzar bastante y cambiar su forma de vivir, a pesar de que la enfermedad terminó por ganarle a su cuerpo a los tres años de habernos conocido. Pero su vida psicológica aún perdura en quienes la acompañaron y la recuerdan positivamente.

Sin embargo, no todos los procesos de cambio finalizan en el aspecto tortuoso o mortuorio del paciente; no, para nada. He ejemplificado lo anterior solo para señalar que nunca es tarde (aunque la enfermedad esté muy avanzada o se trate de una persona mayor) para lograr el cambio, restructuración, aprendizaje y el despertar a una vida que, como Leticia, se pudo haber negado al desperdiciar su tiempo y buscar culpables, sin percatarse de que el único responsable lo tenía frente al espejo.

Arturo, un paciente que atendí de forma más reciente, presentaba un sarcoma muy avanzado que comprometía un riñón, parte del intestino y gran parte de la pared abdominal. Él me refería que un año antes de recibir su diagnóstico, notaba que su estómago aumentaba de tamaño considerablemente, pero no le dio importancia, debido a que dedicaba a trabajar para mantener a su esposa y dos hijos.

Pasaba la mayor parte de su día en la empresa donde prestaba sus servicios. Había pedido a su esposa que no ejerciera su carrera y que dedicara todo su tiempo al cuidado de los niños. Arturo casi no convivía con ellos y los fines de semana, prefería dormir. Llegó un momento en el que parecía un extraño en esa casa.

El diagnóstico de Arturo tardó en llegar, debido a que él pospuso sus citas, y fue hasta que, por el avance de la enfermedad, comenzó el dolor, además de que el tamaño del vientre presentó un incremento radical. No le quedó más remedio que acudir al médico, y cuando se le notificó su condición, se manifestaron varios procesos mentales y reacciones emocionales:

"Pensaba que me iba a morir y que no había hecho nada de mi vida, solo trabajar y tener hijos, pero no los he visto, también he limitado a mi mujer para que no trabaje y se dedique al hogar, no le he permitido hacer muchas cosas; me siento mal y tengo miedo".

Al trabajar con Arturo en la identificación de pensamientos y sentimientos, se logró realizar el avance sobre el proceso de introspección y restructuración en su vida. Me comentó cuáles habían sido sus errores y cuáles sus prioridades; pero, ante esto, él solo, encontró nuevas respuestas sobre sí mismo. Identificó y discriminó cuáles eran, bajo su punto de vista, las prioridades erróneas.

"Antes creía que les debía dar todo a mis hijos y a mi esposa, darles casa, carro, estudios y buena vida, pero me estaba olvidado de algo, yo no estaba con ellos; le daba más importancia a mi trabajo y a ganar dinero, pero ahora, que estoy enfermo, me han despedido; los que creía que eran mis amigos, ya se han ido, y me encuentro que antes solo tiraba mi tiempo y mi esfuerzo; me olvidaba de divertirme, de conocer a mis hijos y rencontrar a mi esposa; quiero hacer muchas cosas, quiero ver crecer a mis hijos y ver feliz a mi esposa".

En ese proceso de introspección, llegó otro momento del tratamiento, el de la intervención quirúrgica, que amenazaba la condición de vida de Arturo, quien estaba consciente del riesgo de mortalidad que ello implicaba. Así que trabajamos **el por qué y el para qué** sobre el proceso oncológico, y él mismo llegó a sus decisiones.

Al despertar de la cirugía, le fue notificado que le habían tenido que retirar el riñón afectado, parte del intestino y toda la pared del abdomen que protege al estómago. El tumor que tenía pesaba 23 kilos.

Cuando se enteró, se limitó a preguntar: "¿Cuándo podré salir?, ¿cuánto tiempo tendré que estar en el hospital?". Él deseaba iniciar con su nuevo proyecto de vida, el cual, evidentemente, no desarrolló durante el tiempo de ingreso, sino desde que recibió la cubetada de agua helada que lo obligó a despertar y enfrentarse a una realidad que no veía ni percibía por estar encerrado en un pensamiento. Como él mencionó: "Siempre estuve equivocado".

Arturo, actualmente, continúa con su nuevo proyecto de vida y, de vez en cuando, me visita en el hospital para saludarme y comentar sobre sus logros y proyectos, muy agradecido por haber abierto los ojos, obligado por él mismo...

Julián era un empresario que dedicó toda su vida a su empresa (nunca se casó y no tenía una relación estable). Su empresa era reconocida por todos sus clientes y ampliamente recomendada. Tenía una cartera de clientes tan extensa, que se daba el lujo de no recibir nuevos contratos para no afectar el servicio que brindaba.

Un día, acudió a realizarse su chequeo médico de rigor, y le encontraron una afectación oncológica en la próstata. Fue sometido a una intervención quirúrgica y tratamiento con radioterapia.

Al estar con él en la consulta, afirmó: "Toda mi vida la he dedicado a la empresa; no me casé, casi no viajé y no tengo una relación estable con nadie, solo con mi empresa; he decidido que se la dejaré a la persona que siempre me ayudó con el trabajo, confío en que él la hará perdurar; todos me dicen que no se la deje, que se la venda, pero para qué quiero el dinero, con el que tengo, me sobra para viajar, conocer el mundo y comer lo que yo quiera; me siento bien en este momento, tengo la energía, la vitalidad y, bueno,… para qué esperarme a cuando ya no lo pueda hacer, para hacer lo que siempre he querido, pero por estar trabajando, no lo hice; no me arrepiento de nada, aunque, bueno,… sí, de haber dejado pasar mucho tiempo, y hasta que me dijeron que tenía cáncer de próstata fue cuando abrí los ojos para hacer todo lo que no me había dejado hacer, por ser un esclavo de algo que yo creía que era mi vida".

Este es un claro ejemplo de la integración del proceso oncológico en la vida del paciente, la forma de desarrollar la restructuración y cambio en la forma de pensar y actuar para mejorar el proceso de vida actual. Ante esta situación, solo me quedó decirle: "Buena suerte y felicidades por su nueva vida".

Recuerdo que, un par de días atrás, cuando estaba realizando mi pase de visita en el hospital, para valorar a todos los pacientes ingresados el día anterior, me encontré a Sofía, una paciente de 32 años, portadora de un cáncer de sigmoides (en el intestino grueso). Ya había pasado por las fases de la enfermedad y de su tratamiento; había realizado la integración de su proceso de paciente portadora y, además, llevado a cabo la educación en su familia sobre los aspectos sociales y personales, derivados de su enfermedad.

El motivo por el cual se encontraba ingresada en el hospital era para que le realizaran una reconexión en el intestino. Cuando ingresé en su habitación, se dirigió hacia mí y, con una sonrisa, me comentó: "Cómo estás, Humberto, te conocí hace mucho tiempo, cuando me metí de voluntaria y nos diste una plática".

Sin embargo, no recordaba haberla conocido. Al hacer las preguntas de rutina para la exploración de sus estados mental, conciencia y psicoafectivo, me percaté que presentaba un discurso distinto, pero no equivocado o malo, pues estaba muy bien estructurado, con pensamientos racionales enfocados. Demostraba que ya había identificado sus miedos y sentimientos, y que los había enfrentado. También, había ubicado a todas las personas que se encontraban a su alrededor, quiénes no eran honestas con ella y quiénes sí.

Pero no obvié nada y ya no seguí con la evaluación de exploración. Me limité a formularle una pregunta: ¿Qué has aprendido de esta enfermedad? Sofía se quedó en silencio por un momento y me contestó: "Mucho, realmente he aprendido mucho de esta enfermedad; he aprendido a que las cosas no son como yo quiero que sean; he aprendido a ser más tolerante, a ser más humana y a no enojarme por cosas que no tiene sentido enojarme; aprendí que en esta vida tengo muy poco tiempo y que no vale la pena molestarse o quedarse con resentimientos, porque, en un principio de esta enfermedad, todo el mundo estuvo muy cerca; claro, pero solo fueron los primeros dos días; a la semana, solo quedan unas cuantas personas, y cuando pasan los meses, te das cuenta con quién cuentas; aprendí que todo está en que ponga la disposición en mi vida, porque antes estaba siempre de malas, todo me molestaba, hasta que me di cuenta de que, con eso, solo me lastimaba. También aprendí a que tengo que vivir mi vida, y que no me tengo que estar fijándome en los demás, que si mis papás se quieren divorciar, que lo hagan; me duele, pero es la vida de ellos; y aprendí algo muy bueno: a permitirme ser feliz y a vivir mi vida, disfrutando cada instante. De no haberme enfermado, hubiera seguido igual, con el mismo problema de actitud y enojo, fijándome en cómo viven los demás y no haciendo caso al cómo estoy viviendo, porque eso no era vida, pero si no me hubiera enfermado, no hubiera abierto mis ojos a todo lo demás, a lo que vale la pena vivir".

Después de haberme comentado eso, también argumentó que, desde su enfermedad, comenzó un trabajo con las voluntarias del hospital para ayudar a otras personas que se encuentran en el proceso del cáncer.

Si bien el caso de Sofía es un proceso ya realizado, el cual no se logra de un día para otro, o de forma tan sencilla como me lo planteó, pues a ella le llevó cerca de 7 años, hay que saber que, dentro de ese proceso, presentó diversos periodos de reacciones, alteraciones y trastornos de conducta (situaciones de restructuración psicológica). Y eso es lo que conviene señalar: el cambio se dio por esos episodios de restructuración en su estado psicológico, generados por cada una de las fases de la enfermedad y su tratamiento.

Algunos dirán "pero eso está mal" o "no debería ser así". En parte, estoy de acuerdo; no obstante, el estado de ánimo del ser humano es cambiante y constante, y no siempre puede estar feliz o triste; y cuando se enfrenta a todo aquello que desconoce o presiente amenazante, lo hará con miedo e incertidumbre. A su vez, provocará reacciones o alteraciones en su estado psicológico, considerados como caídas en su estado psicoafectivo (situación inevitable durante la vida).

Sin embargo, no importa el número de veces que uno llegue a caer, sino las que logre levantarse, porque el aprendizaje proviene de ello; claro, siempre y cuando uno sepa erguirse, porque de no ser así, se tropezará siempre con la misma piedra.

Y una cosa más: es inevitable que caigas. Todos caeremos ante este tipo de enfermedades y procesos, pero lo importante aquí es reconocerlo e integrarlo para aprender a vivir.

Otro caso de aprendizaje fue el de Estefanía, una niña, de solo dos años, portadora de leucemia linfocítica, y quien, pese a su edad, pudo enseñar muchos aspectos a sus padres. Esta ha sido la única persona a la cual no pude atender durante su tratamiento, debido a que se encontraba en otro hospital, donde recibía su atención en la unidad de trasplante de médula ósea; pero sí la pude conocer al trabajar con sus padres, después de su partida.

Fue un proceso muy enriquecedor para los padres de la menor, porque al estructurar todo el proceso y las fases del tratamiento, así como el ingreso a la unidad de trasplante de médula, resultó que Estefanía era la persona que les mostraba mayor entereza, incluso, más que la sociedad.

Ellos me comentaron que, en los momentos de mayor dificultad, cuando se presentaron discusiones, enojos y gran malestar, derivados del cansancio y del desgaste por el proceso oncológico que vivían como familia, aunado al mayor deterioro de Estefanía, era ella la que, mediante un gesto o una actitud, como el pegar su carita o su manita al cristal, en espera de que le respondieran con el mismo gesto, les demostraba que valía la pena seguir, y que, sin importar lo mal que se sintiera, siempre presentaba una buena cara. Y cuando llegó el momento de su partida, me comentaron que Estefanía solo se limitó a decirles "adiós" y cerró sus ojos.

Ante este tipo de situaciones, en las que los padres sobreviven a sus hijos, algunos interrogarán: "¿Qué aprendizaje puede ser ese, despedirse y sobrevivir a los hijos?". Existirá el aprendizaje siempre y cuando los padres quieran reconocer todo lo que sus hijos les intentaron demostrar y enseñar con un gesto, reacción o inspiración, en los momentos más difíciles del tratamiento.

En esta situación, la pareja se restructurará y replanteará sus objetivos; se cuestionará y reprochará cómo actuó cada uno por sí mismo y también como pareja; pero este tipo de cuestionamiento dependerá de cómo se analice la situación (objetiva o subjetivamente).

En el caso de los padres de Estefanía, todo su pensamiento fue enfocado objetivamente, y ante cualquier situación que se llegaba a presentar o analizar de forma subjetiva, entre ellos mismos lo trabajaban, y lograban, pese a la lamentable pérdida de su hija, restructurarse y reencontrarse como pareja. Se conocieron en aspectos que ninguno de los dos había experimentado, y así fue durante los cinco meses que estuve trabajando con ellos sobre su proceso de integración.

Puedo agregar que la misión o el objetivo que tuvo en su vida Estefanía, fue la consolidación e integración de la relación de sus padres. Hoy en día, ellos han continuado su vida, juntos como pareja, y son padres de nuevo.

El **"¿Y ahora qué?"** nunca será un proceso igual a otro, porque es como la respuesta a la pregunta que todo paciente se hace: **"¿Y yo por qué?"**. Esta contestación será solo una, pero con diferente método de análisis, estructuración y proceso de integración. Y es cuando, nuevamente, insisten los pacientes: "¿Es la misma respuesta?". Y yo les digo: "En enunciado, sí; pero en contenido y esencia, nunca lo será".

Y se entiende: tu despertar será tan brusco, en la medida que te niegues o resistas al cambio, así como también a qué tanto has logrado vivir y hacer por vivir, y qué tanto te has ayudado a ser mejor en tu vida.

Otro ejemplo: Rodolfo, de 53 años, portador de una enfermedad de pulmón, con el cual trabajé todo su proceso oncológico. Lo recuerdo muy bien porque fue uno de los primeros paciente que atendí al iniciar mis labores en mi actual sede.

Él me comentaba que durante su juventud fue una persona muy impulsiva, gustaba de tener conflictos con otras personas e, incluso, lastimarlas por diversión. Presentaba problemas con su esposa y sus hijos; siempre se mantenía distante de ellos. Cuando se enteró de la infidelidad de su esposa, tomó su auto y se estrelló contra un tráiler, con la intención de terminar con su existencia, pero el plan no le resultó.

Sobrevivió y a los cuatro meses fue diagnosticado con cáncer pulmonar y, al iniciar su tratamiento con quimioterapia, presentó las complicaciones esperadas en el aspecto físico. Rodolfo se resistía a demostrar sus cambios emocionales, a pesar de que su esposa dedicaba gran parte de su tiempo a cuidarlo.

Cuando me tocó valorarlo en el aspecto de salud mental, presentaba mucha resistencia, y ante la exploración de su estado psicoafectivo, desarrollaba evitación, situación que limitaba el trabajo con él. Al transcurrir las sesiones de quimioterapia, llegó un momento en el que empezó a llorar y ya no pudo contenerse.

Entonces, acudió a la consulta para manifestar su malestar. Evidentemente, eso no era un malestar, sino ya su despertar. Rodolfo pudo reconocer el daño generado a su familia, a su esposa, a la cual le había sido infiel en varias ocasiones.

Durante el tiempo que Rodolfo estuvo entre nosotros, se permitió conocerse y reintegrarse a su casa; se pudo trabajar con sus hijos sobre el daño presentado y el rencor causado en ellos. Mediante la enfermedad y el proceso del tratamiento oncológico, se cumplió con un trabajo de encuentro entre su familia y él.

Ante lo anterior, el sujeto pesimista y cerrado a la vida, dirá: "Y ya para qué, si ya no valía la pena; de cualquier forma se murió".

Evidentemente, existirán este tipo de argumentos, pero lo correcto sería afirmar: "Al menos, durante el tiempo que vivió, pudo darse la oportunidad de conocerse y perdonarse".

Te puedo asegurar que Rodolfo será recordado por su familia como la persona que consiguió ser al final de su vida, porque, en la última fase de esta, alcanzó lo que no había podido lograr: la reconciliación y el perdón. Indudablemente, este caso es único e irrepetible, pero hay muchos más de los que te puedes imaginar.

Conclusión

El proceso oncológico es duro y difícil, solo se podrá superar mediante el aprendizaje, el cual no se dará en un aula de clases, con un médico especialista o un psico-oncólogo que te ayudará a encontrar y definir tus respuestas, sino conforme a tu proceso de autoconocimiento y reconocimiento de todos los aspectos de tu vida.

Si bien admito que, cuando recibiste el diagnóstico de tu enfermedad como paciente portador o como familiar cuidador, tu vida ya no fue la misma de antes, debido a que muchos procesos se presentaron y desarrollaron, también sé que encontraste una parte de ti, que nunca habías visto, la cual, posiblemente, te habías negado a reconocer.

Será una lucha constante de conocimiento ante tu nueva vida. Te cuestionarás sobre personas y eventos que ya pasaron, y aunque son cosas que no podrás cambiar, vale la pena analizarlas. No significa que te quedes estancado en esa situación, pues solo generará rencor en ti.

Te he mencionado unos cuantos errores y alteraciones del estado mental, afectivo y cognoscitivo que pueden aflorar, pero no por ello significa que será así tu situación, porque, ahora sí, tú serás tu propia lección de vida, tu propio profesor, experto y sabio. Sabrás distinguir entre lo bueno y lo malo que harás en tu vida, y todo lo que realizarás para mejorarla o empeorarla. El cáncer será solamente el detonante que te orillará a visualizar, pensar, decidir y actuar, conforme a lo más positivo para ti.

He conocido a muchos pacientes que han manifestado esto: "Nunca pensé que pudiera ser así, que pudiera enfrentarme a todo lo que tuve que vivir y he sobrevivido, he cambiado y he aprendido a vivir, me he dado cuenta de que soy mucho más fuerte de lo que nunca creí".

Como este ejemplo, también puedo citar otro aspecto igual de humano y positivo de rencuentro: "Antes, era una persona fría y distante con mi familia, me creía un autómata que no necesitaba de nadie; ahora, con todo esto del cáncer, me doy cuenta de que puedo llorar como niño chiquito, y me siento bien, que no tiene nada de malo. De no haberme enfermado, habría seguido igual o, incluso, peor; no habría tenido tiempo de conocer a mi familia".

Ejemplifiqué la afirmación de que una persona nunca será la misma al comienzo ni después del proceso oncológico, pues siempre se presenta un cambio, una metamorfosis. Esto se debe a que todos, al tener que enfrentar algo que, al principio, se percibe, siente, piensa y cree como inmenso, aterrador y mortal de forma inmediata, se obliga a cambiar, a modificarse para poder sobrevivir.

Desde luego, no es un proceso sencillo ni rápido. Cada quien tiene su momento y tiempo para su introspección (cuando le llega la idea). Y siempre que me encuentro con un paciente, al realizar la valoración de su estado mental y estructura psíquica ante el proceso oncológico, planteo estas preguntas: **¿Qué has aprendido de tu cáncer?, ¿has encontrado la respuesta al porqué estás enfermo?, y ¿has hallado la parte positiva de tu enfermedad?**

Todas las personas ajenas al proceso oncológico me han manifestado lo siguiente: "¿Cómo es que les preguntas eso a los enfermos?, ¿por qué lo haces?, ¿no ves que lo están pasando mal?"; pero, dentro de esos pensamientos, también me presentan otras interrogantes: "¿Por qué te dedicas a eso?, ¿cómo le puedes hablar al enfermo oncológico?, ¿qué le dices?".

Estas preguntas son sencillas de responder: me dedico a trabajar con personas que se enfrentan a un cambio radical en su vida, el cual será evidente en el aspecto físico, pero a nivel psicológico será más radical. Mi trabajo se enfoca en trabajar con la persona para que ese cambio sea el mejor para él y para quienes se encuentran en el proceso, de forma colateral, y que su camino sea el más llevadero.

Obviamente, su camino no será sencillo de recorrer, pero las recompensas de hacerlo serán su forma de vivir y el beneficio para él y para mí, ya que aprenderá a cambiar, vivir y caminar por su vida, y me enseñará que siempre hay algo más.

Tu cáncer será mortal, en la medida que te limites a un cronómetro, una predicción o estadística médica. La mortalidad del ser humano está mucho más lejos que eso. Algunos están muertos en vida, porque solamente sobreviven, porque son sujetos sin planes, metas o, incluso, sin sueños a desarrollar al lado de otra persona; en suma, carecen de un sentido de vida.

Sin embargo, puede que, ante un diagnóstico como este, desarrolle su proceso de despertar a su nueva vida, o que tome un calendario y marque los días estimados por una estadística y, junto con un cronómetro, esté a la expectativa de ese único día para el cual ha nacido: morir.

Así, pues, ¿qué es lo que deseas para tu vida?, aunque esta sea tan larga como un mes o tan corta como una década. Todo dependerá de lo que inviertas en ella.

Cuando un paciente me dice: "Los médicos ya me han desahuciado, me han dicho que tengo menos de un año", le explico que, médicamente, no tenemos muchas herramientas para dar vida y que, en la ciencia, se han agotado muchas otras, pero la vía que queda es la de la humanidad, porque el proceso de muerte es la última fase del vivir.

Aclaro: Tendrás que hacer que ese año valga la pena vivirlo, porque si únicamente te queda ese tiempo, dependerá de lo bien o mal que lo quieras invertir. Por ejemplo, si yo estoy en un lugar, durante dos horas, conversando con una mujer atractiva, lista, inteligente, divertida e intercambiando puntos de vista sobre un tema que a los dos nos gusta, esas dos horas pasarán volando y no lo sentiré; pero si estoy sentado sobre una estufa encendida, durante dos minutos, los sentiré como si fueran dos horas. Así que invierte en el tiempo, disfrútalo y desecha el sufrimiento. Pregúntate cómo quieres pasar tu año.

Cuando el ser humano se enfrenta a algo que es mucho más grande que él, miedo tendrá.

Cuando el ser humano se enfrenta a algo que desconoce, terror desarrollará.

Así que el ser humano debe conocer para afrontar.

Mediante el afrontamiento, su miedo se reducirá.

Lo que NO se vale

Decirle la frase de **"¡Échale ganas!"**, al principio, es muy bien recibida, porque está cargada de toda una buena intención, pero... de buenas intenciones está lleno el infierno. Son palabras que molestan, incomodan, irritan y destruyen al paciente, porque le generan odio sobre la persona que la expresa.

La razón es porque, en la mayoría de las conversaciones que se desarrollan en torno al paciente oncológico, giran sobre su proceso de enfermedad y tratamiento (ojo, mencioné proceso de enfermedad y tratamiento, no proceso de **VIDA**, porque la gente solo se limita a hablarle de la enfermedad, y solo de eso).

Todas esas personas, al hablar con el paciente, intentan inyectarle "ánimo", algo cargado de buena intención. Pero la frase de **"¡Échale Ganas!"**, es constante y, en promedio, llega a presentarse tres veces, en la mayoría de las conversaciones. Quizá alguien diga que es poco, pero pensemos que si el paciente tiene más de una charla al día, digamos unas 20 (incluidas las telefónicas), la escuchará 60 veces. Y si la sumamos por semana, serán 420; al mes, 1680, y al año, 20 160... Eso, solo en el caso de 20 pláticas al día.

Por ello, TODOS los pacientes se quejan de que lo único que les dice la sociedad es un "¡Échale ganas!", sin ver que estos tienen que soportar los tratamientos, efectos secundarios, modificaciones en su vida y adaptarse a todos los cambios, para aprender a vivir. Así que, si realmente deseas ayudar a "echarle ganas", aprende con tu paciente a vivir su vida. Lo peor que puedes hacer es decirle "échale ganas", sin realmente "echarle ganas".

El párrafo anterior es un sencillo ejemplo de lo MOLESTO que puede ser el estar recibiendo esa frase muy bien intencionada, pero altamente IRRITANTE.

Ver a tu paciente y ponerte a llorar

Muchos de mis pacientes me han manifestado que ODIAN a toda persona que, cuando se les acercan, solo se dedican a llorar y decirles: "Es que me siento muy mal por ti". Ese proceder, molesta y lastima al paciente; realmente, lo daña. Si te da por llorar, mejor aléjate para no afectarlo más. Busca el motivo por el cual reaccionas de esa forma, pues es algo que daña a ambos.

Cualquier persona me dirá: "Es que le duele". Claro, eso es innegable, pero una cosa es que le duela y otra afectar al paciente. Actuar de esa manera, **siempre**, lo lastimará. Si estás leyendo esto y te ves identificado, busca ayuda y trabájalo, pues, en lugar de beneficiar, lo perjudicarás.

Obligarle a ser la persona de antes

Tu familiar ya cambió. Nunca será el que fue; pero podrá ser una mejor persona, así que no te aferres al pasado y reconoce quién está frente a ti. Se trata de alguien en constante cambio, modificación, aprendizaje y adquisición de nuevas habilidades psíquicas, emocionales y sociales. Un ser que podrá escoger entre invertir o desperdiciar su vida. Así que ayúdale y ayúdate a mejorar, porque el cáncer es una enfermedad física, que modifica la estructura psíquica, mental y comporta-mental de sus pacientes (familiar y portador).

Enseña, en vida, lo que tienes que hacer... **¡VIVIR!**

Reflexiones del lector

Tengo cáncer... ¿y ahora qué?,
de Humberto Bautista Rodríguez,
se reimprimió en enero de 2014,
en los talleres de Renovatio Print Services
www.renovatioprint.com.mx
6000 ejemplares.

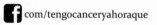 com/tengocanceryahoraque

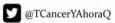 @TCancerYAhoraQ